認知症の人は何を考えているのか？

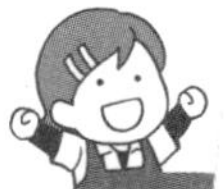

認知症の人の「ほんとうの気持ち」がわかる本

株式会社きらめき介護塾 代表取締役
渡辺哲弘
Tetsuhiro Watanabe

介護Library
講談社

はじめに

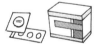

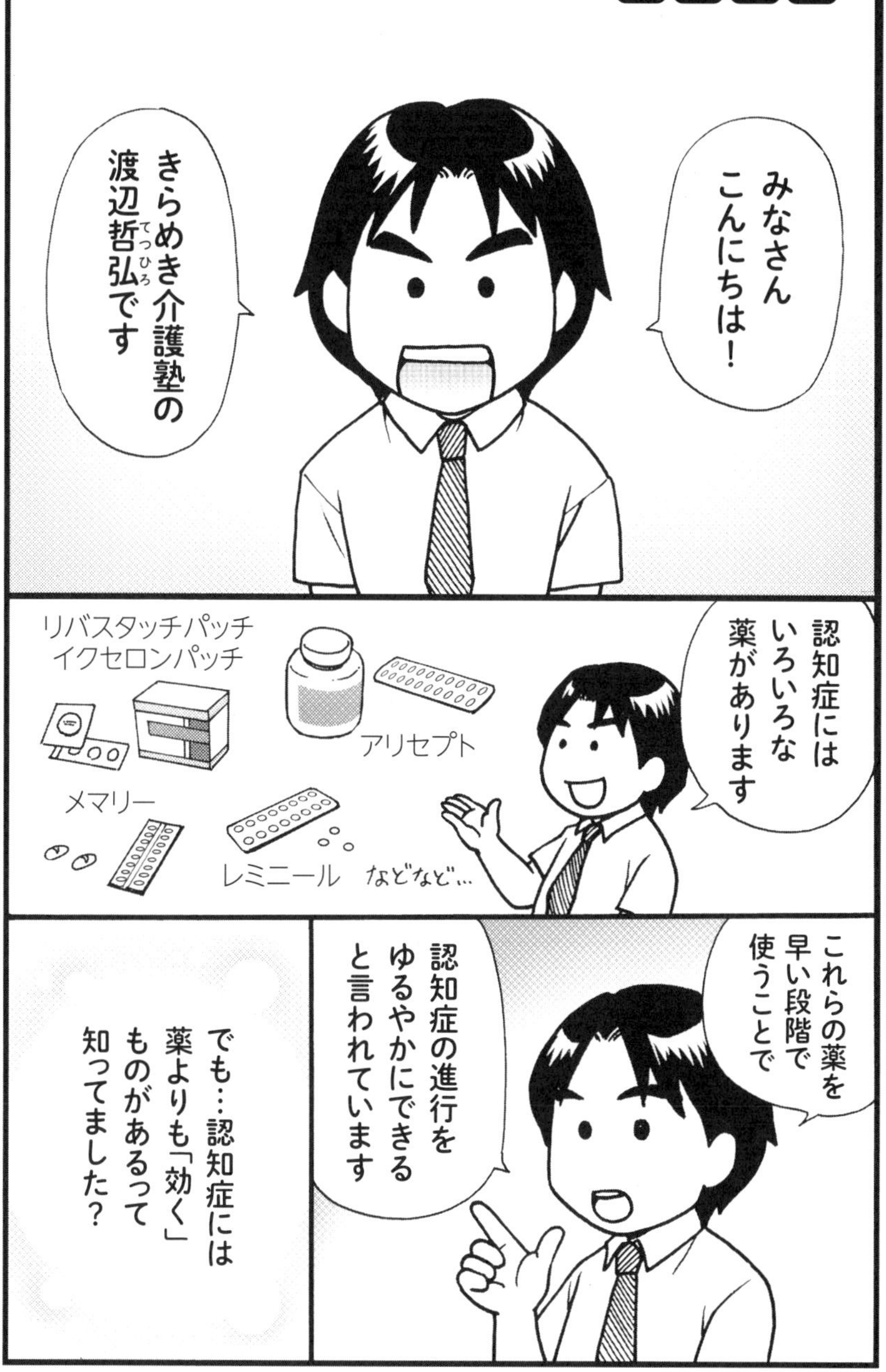

みなさん こんにちは！
きらめき介護塾の 渡辺哲弘《てつひろ》です
認知症には いろいろな 薬があります
リバスタッチパッチ
イクセロンパッチ
アリセプト
メマリー
レミニール
などなど…
これらの薬を 早い段階で 使うことで
認知症の進行を ゆるやかにできる と言われています
でも…認知症には 薬よりも「効く」 ものがあるって 知ってました？

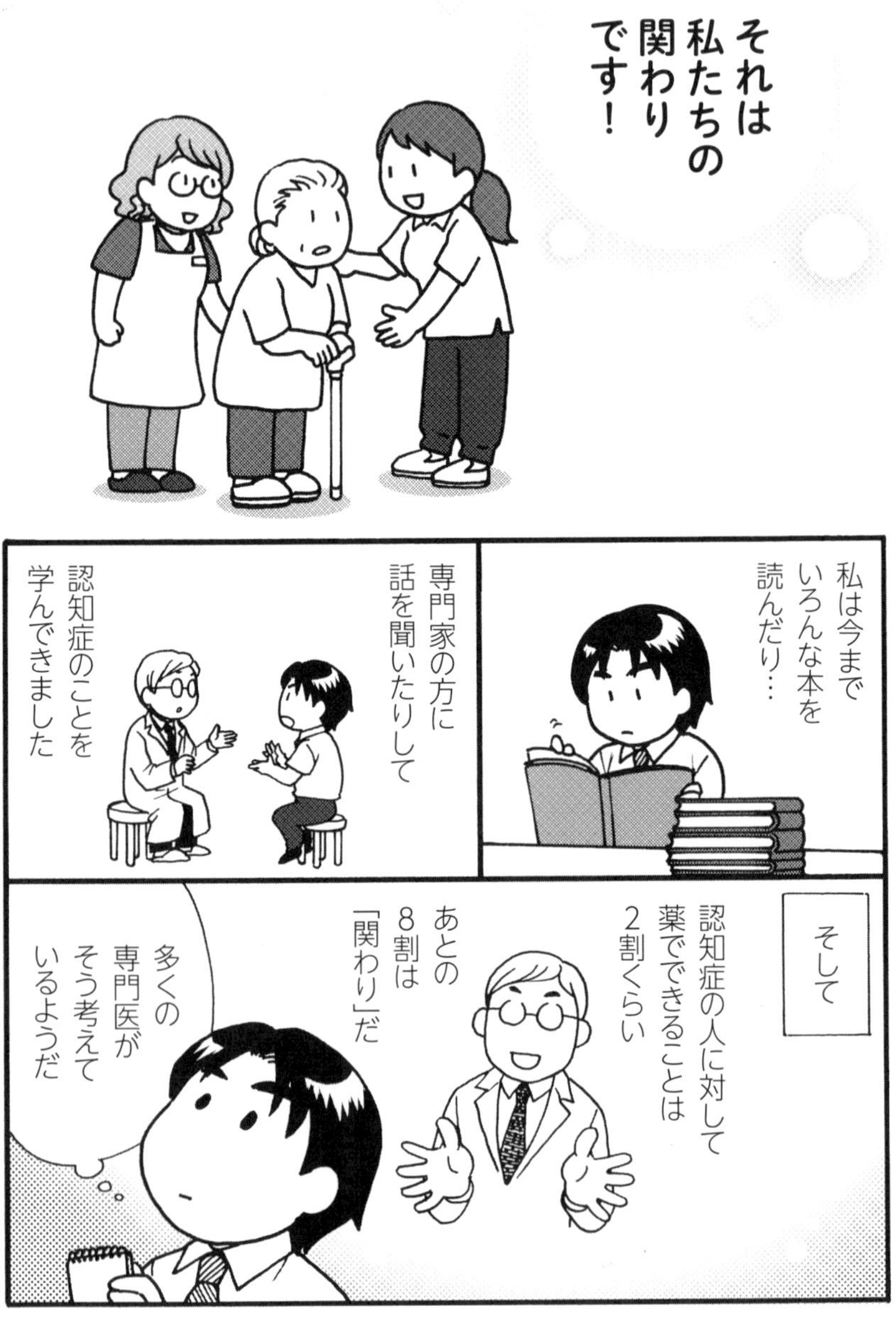
それは私たちの関わりです！
私は今までいろんな本を読んだり…
専門家の方に話を聞いたりして
認知症のことを学んできました
そして
認知症の人に対して薬でできることは2割くらい
あとの8割は「関わり」だ
多くの専門医がそう考えているようだ

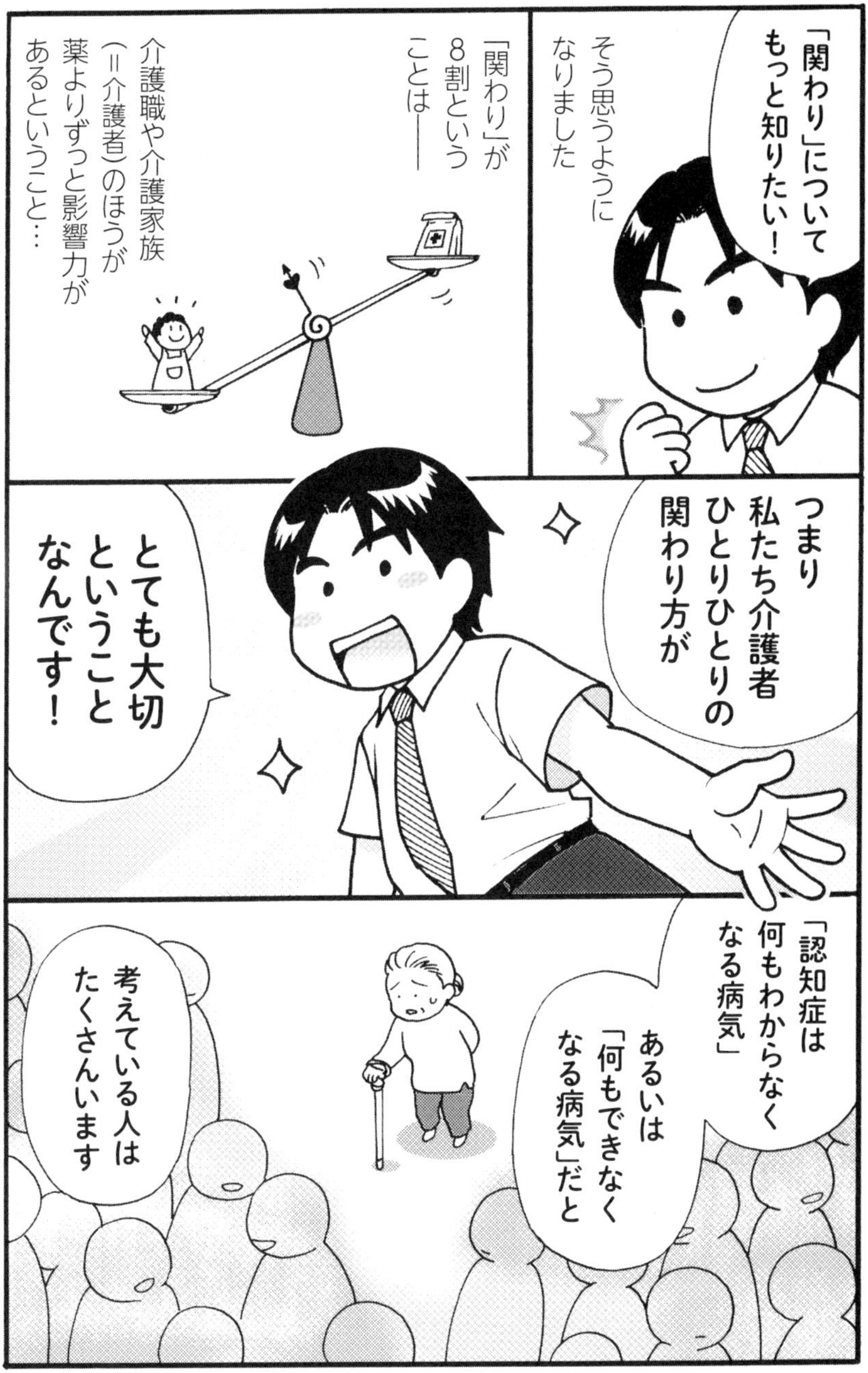
「関わり」についてもっと知りたい！
そう思うようになりました
「関わり」が8割ということは――
介護職や介護家族（＝介護者）のほうが薬よりずっと影響力があるということ…
つまり私たち介護者ひとりひとりの関わり方が
とても大切ということなんです！
「認知症は何もわからなくなる病気」
あるいは「何もできなくなる病気」だと
考えている人はたくさんいます

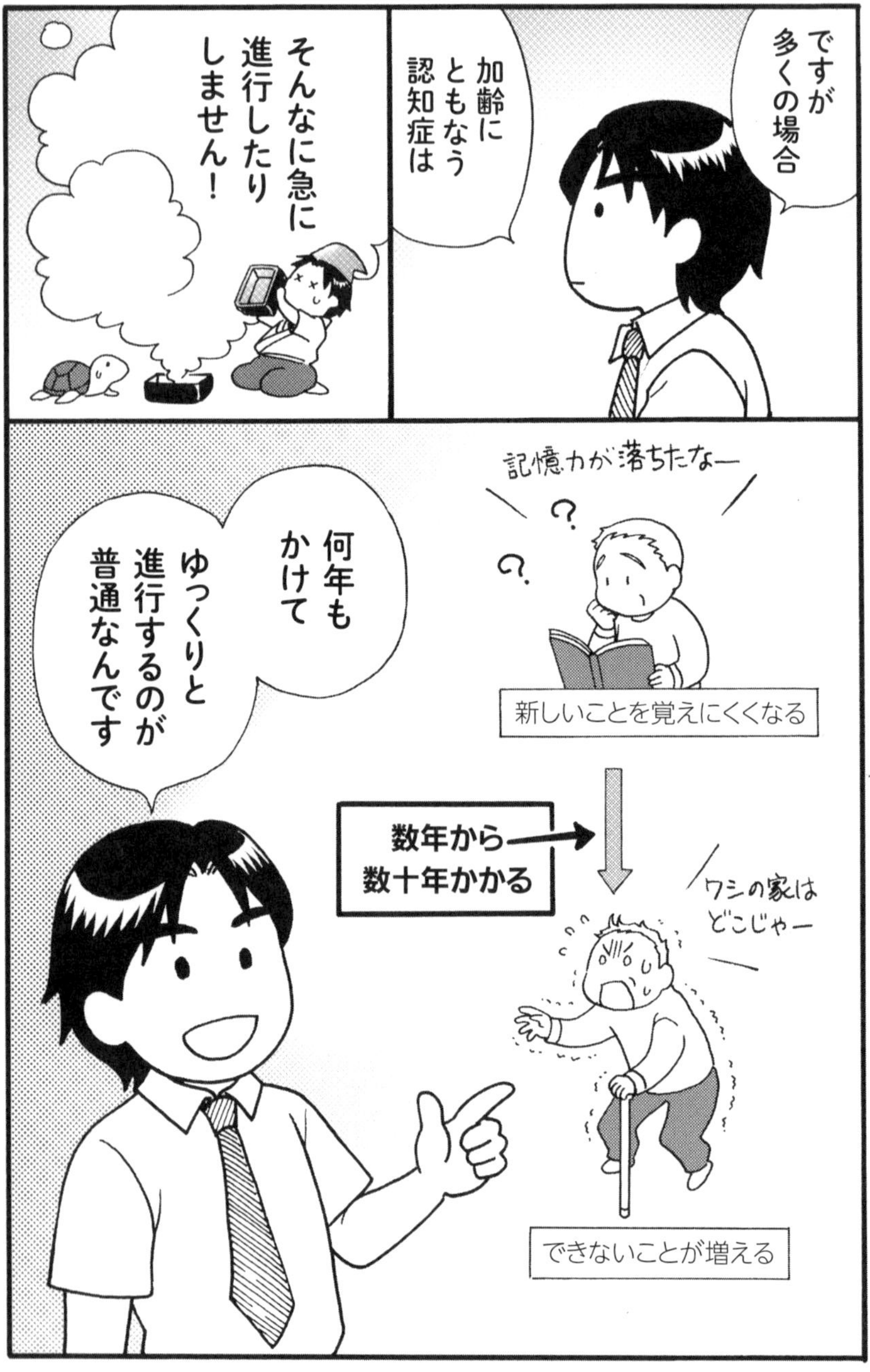
ですが多くの場合
加齢にともなう認知症は
そんなに急に進行したりしません!
何年もかけてゆっくりと進行するのが普通なんです
記憶力が落ちたなー
新しいことを覚えにくくなる
数年から数十年かかる
ワシの家はどこじゃー
できないことが増える

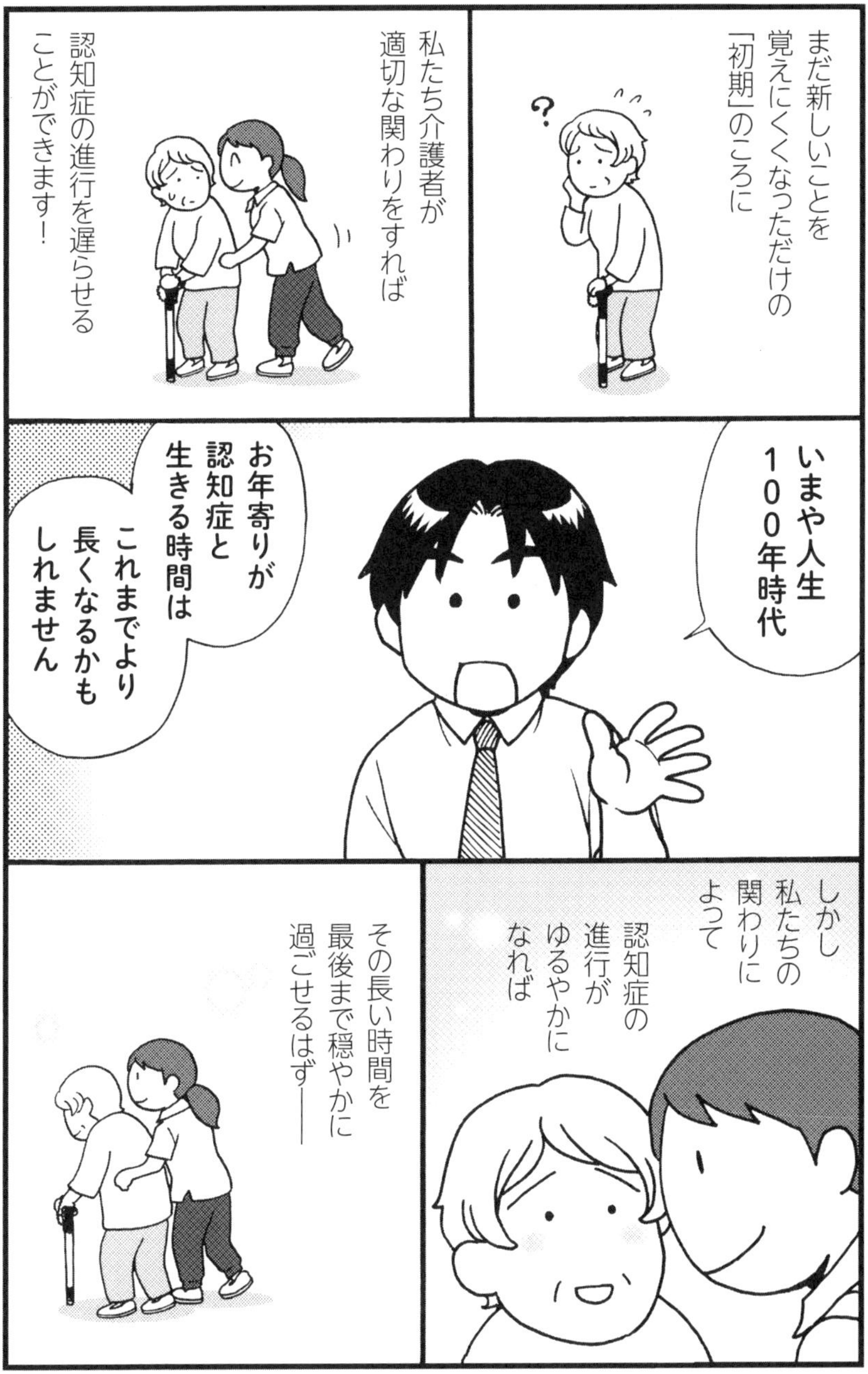
まだ新しいことを
覚えにくくなっただけの
「初期」のころに
私たち介護者が
適切な関わりをすれば
認知症の進行を遅らせる
ことができます！
いまや人生
100年時代
お年寄りが
認知症と
生きる時間は
これまでより
長くなるかも
しれません
しかし
私たちの
関わりに
よって
認知症の
進行が
ゆるやかに
なれば
その長い時間を
最後まで穏やかに
過ごせるはず――

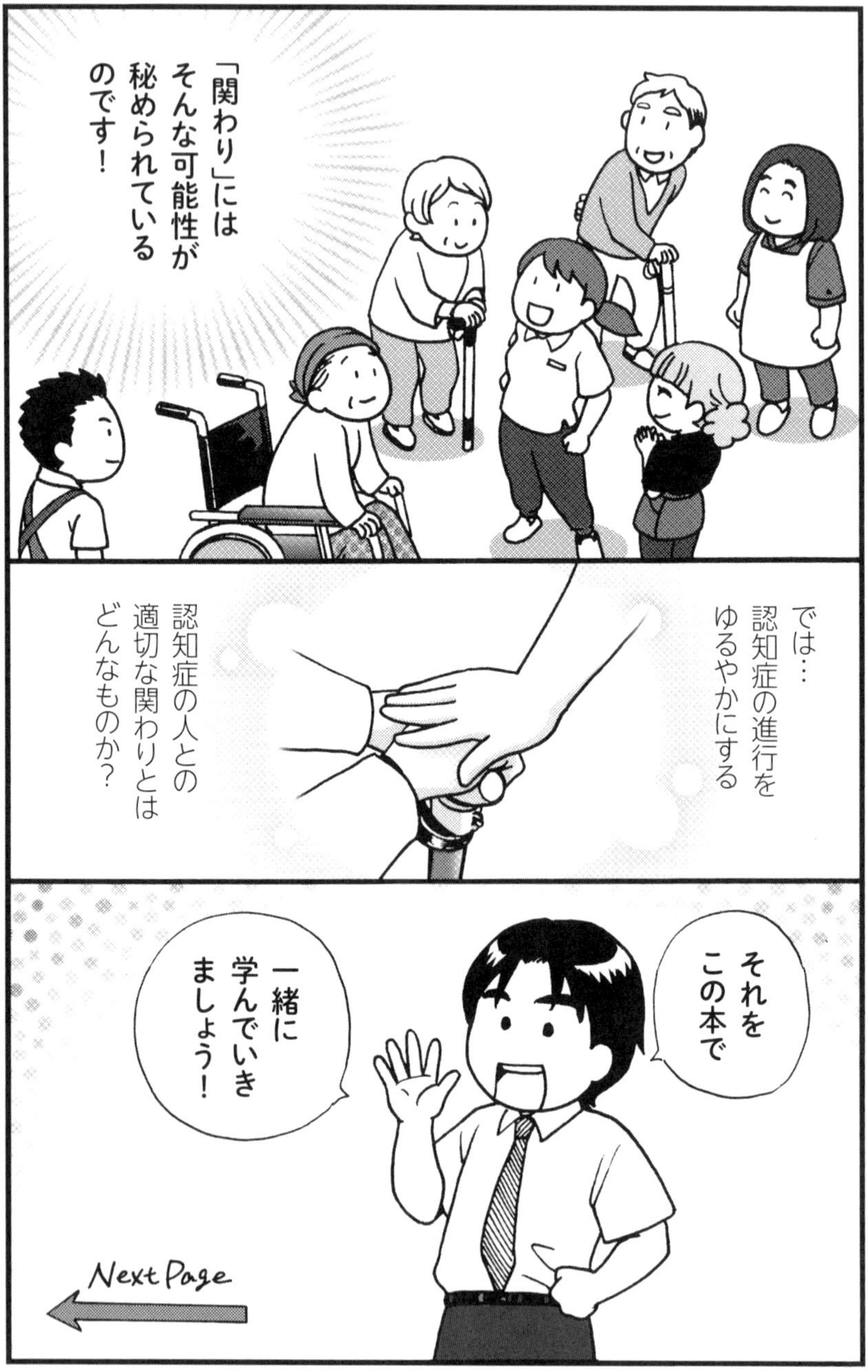
「関わり」には そんな可能性が 秘められている のです！
では… 認知症の進行を ゆるやかにする
認知症の人との 適切な関わりとは どんなものか？
それを この本で
一緒に 学んでいき ましょう！
Next Page

認知症は、進行する病気です。現在のところ、完全に認知症を治す治療法はありません。

しかし、進行をゆるやかにできることはわかっています。

どうすればゆるやかになるか。

そのカギになるのは、すでに述べたとおり、

適切な関わり

です。そして「適切な関わり」とは何かをお伝えするのが、本書の目的です。

では、さっそくその説明を……と言いたいところですが、「関わり方」を知る前に、まずは次の2つをおさえねばなりません。

①認知症とは、どんな病気なのか
②人の気持ちとは、どんなものなのか

この本では、とくに②を重視します。

たとえば周囲の人から「あの人、認知症になったらしい」と聞いたり、実際にそんな診断が出ると、私たちはどうしても、その人を「認知症」の人として見るようになってしまいます。

つまり、「認知症」という病気ばかりがクローズアップされ、「私たちと同じ『人』なんだ」という当たり前のことが見えなくなってしまうんです。

もちろん、認知症という病気に目を向けるのは大切です。しかし同時に、

「この人は今、どんな気持ちなんだろう？」

と考えてみる姿勢がないと、「適切な関わり」はできません。

適切に関わるためには、「その人」の気持ちに寄り添う必要があります。

認知症の人の行動だけを見て「認知症だからしかたない」で何もかも済ませてしまうのは、ケアではありません。単なる「思考停止」です。

「人」には目を向けず、「疾患」しか見ていない（いや、実は疾患すら十分に見えていない）状態なのです。この本が、そんな現状を変えるきっかけになってくれたら、と思います。

私は現在、認知症に関するセミナーや研修の講師として活動していますが、講師として独立する前は約20年間、介護現場で働いた経験があります。

特別養護老人ホーム、グループホーム、デイサービスなどで、あるときは一職員として、あるいは介護支援専門員（ケアマネジャー［ケアマネ］）や管理者として、さまざまなことを学ばせていただきました。その学びが、読者のみなさんのお役に立てば幸いです。

なお、本書では私がかつて見聞きしたさまざまな事例を紹介していますが、プライバシー保護のためすべて仮名とし、趣旨を損なわない範囲で事実関係にも手を加えてあります。

また、とくに断りがない場合、本書でいう認知症とは「アルツハイマー型認知症」を指すものと考えてください。

認知症にはさまざまなタイプがありますが、日本では「アルツハイマー型」が6割以上を占め、圧倒的に多数です。いちばん多い認知症を正しく理解することで、異なる他の認知症についての学びにもつながると思います。

２０２５年には、認知症の人の数は７００万人前後に達するとの予測もあります。高齢化のスピードは加速していますから、今後も認知症と診断される人が、増加の一途をたどることは間違いありません。

認知症という病気は、決して他人事《ひとごと》ではないのです。

あなたの身内が、そしてあなた自身が認知症になったときのために、基本的なことを一通り知っておいても、損はありません。そのときに備えて、ぜひ本書を一度読んでいただけるとうれしいです。

目次

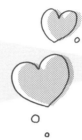

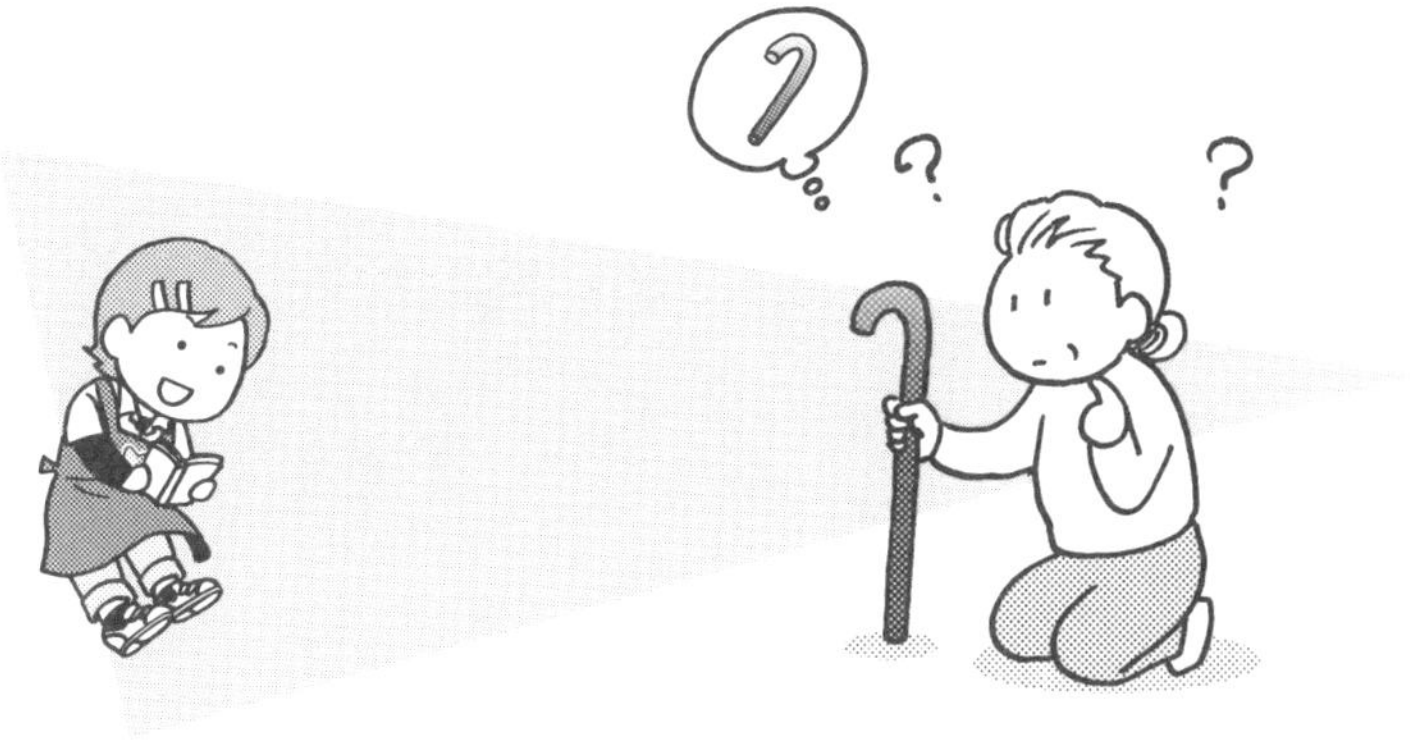

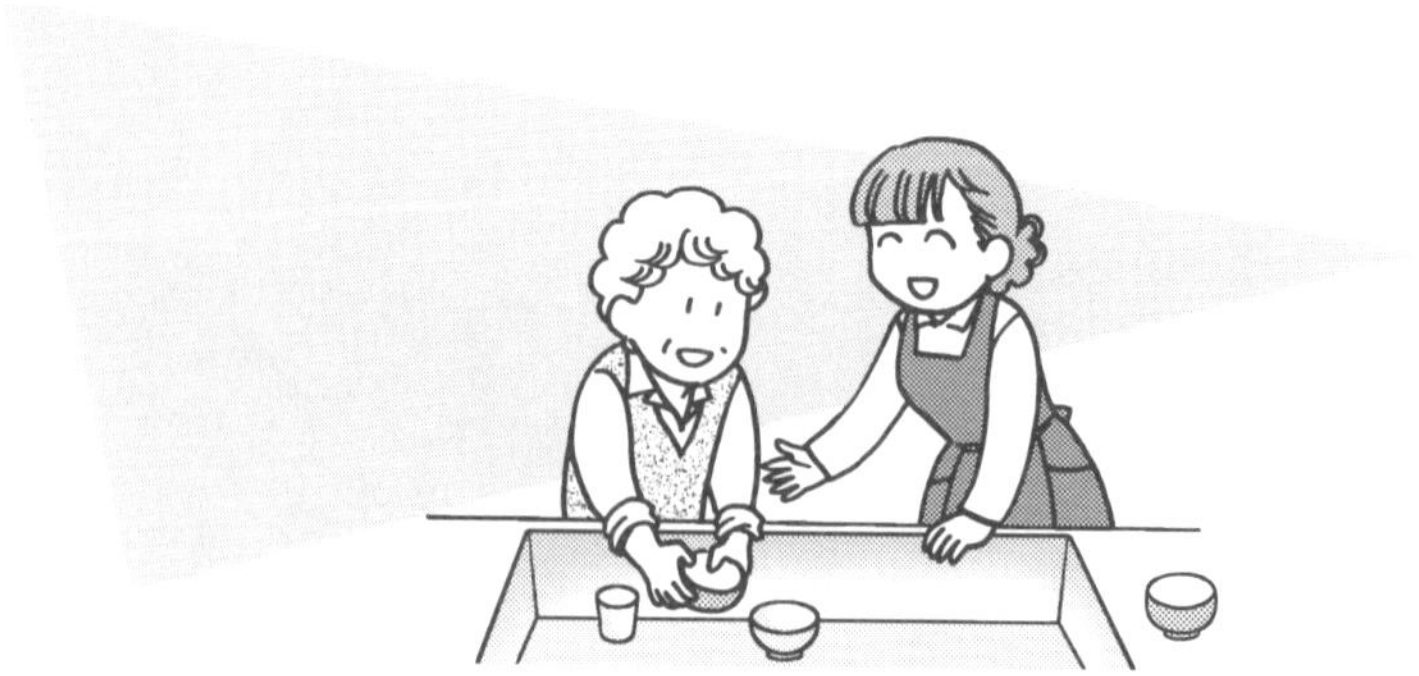

第4章 安心してもらえるケア「4つのアプローチ」 123

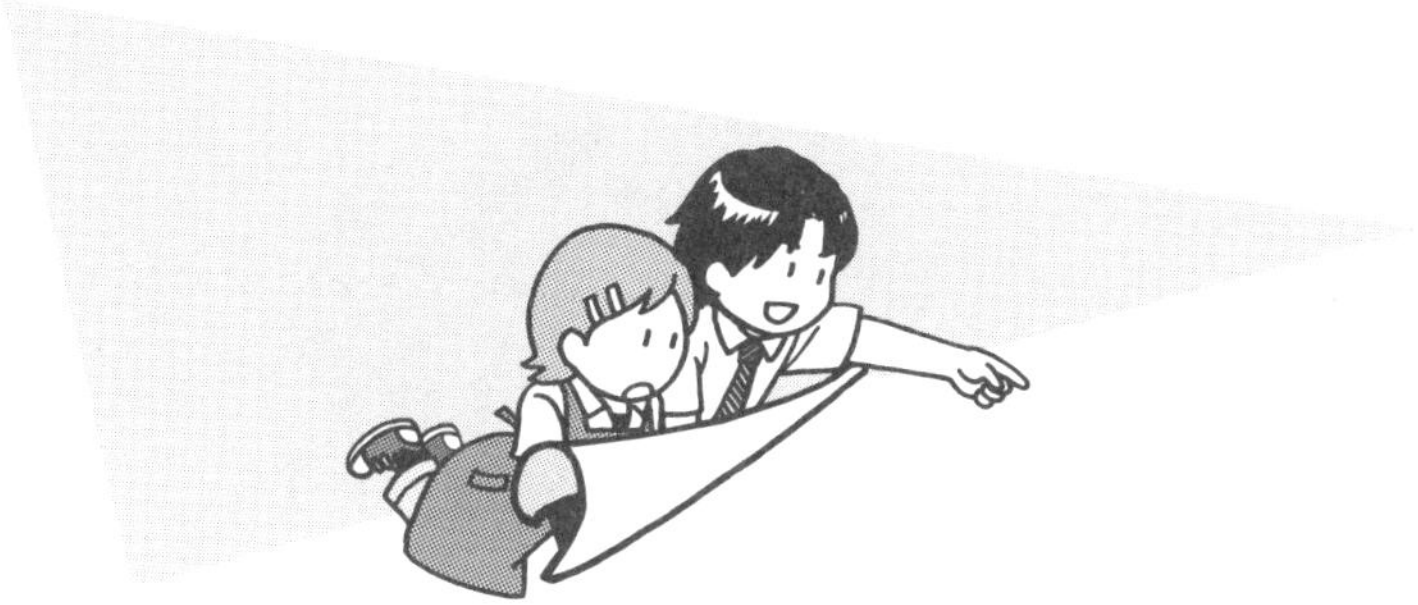

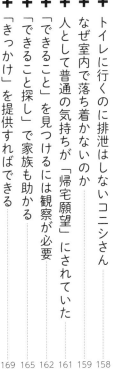

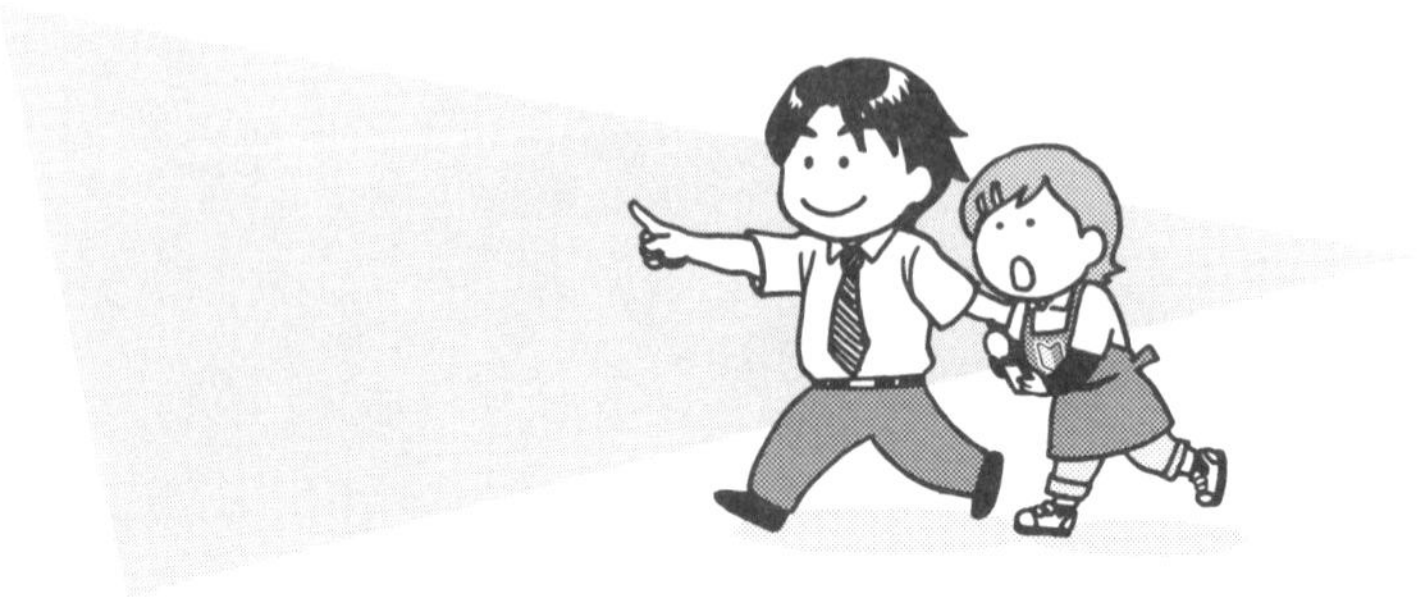

第5章
認知症の人が安心するケア「事例集」

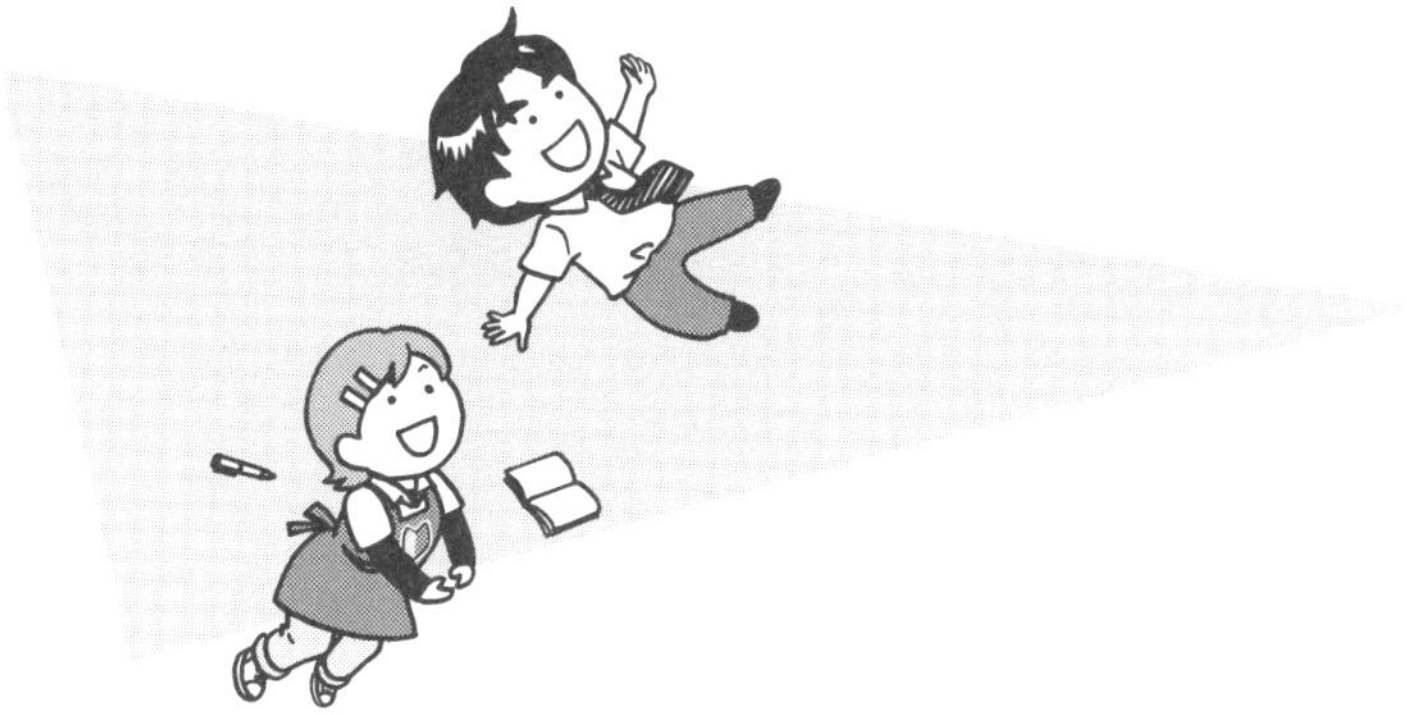

編集協力……………佐藤美奈子
漫画・イラスト………寺島ヒロ
ブックデザイン………桐畑恭子

第1章

その人の「気持ち」を想像してみよう

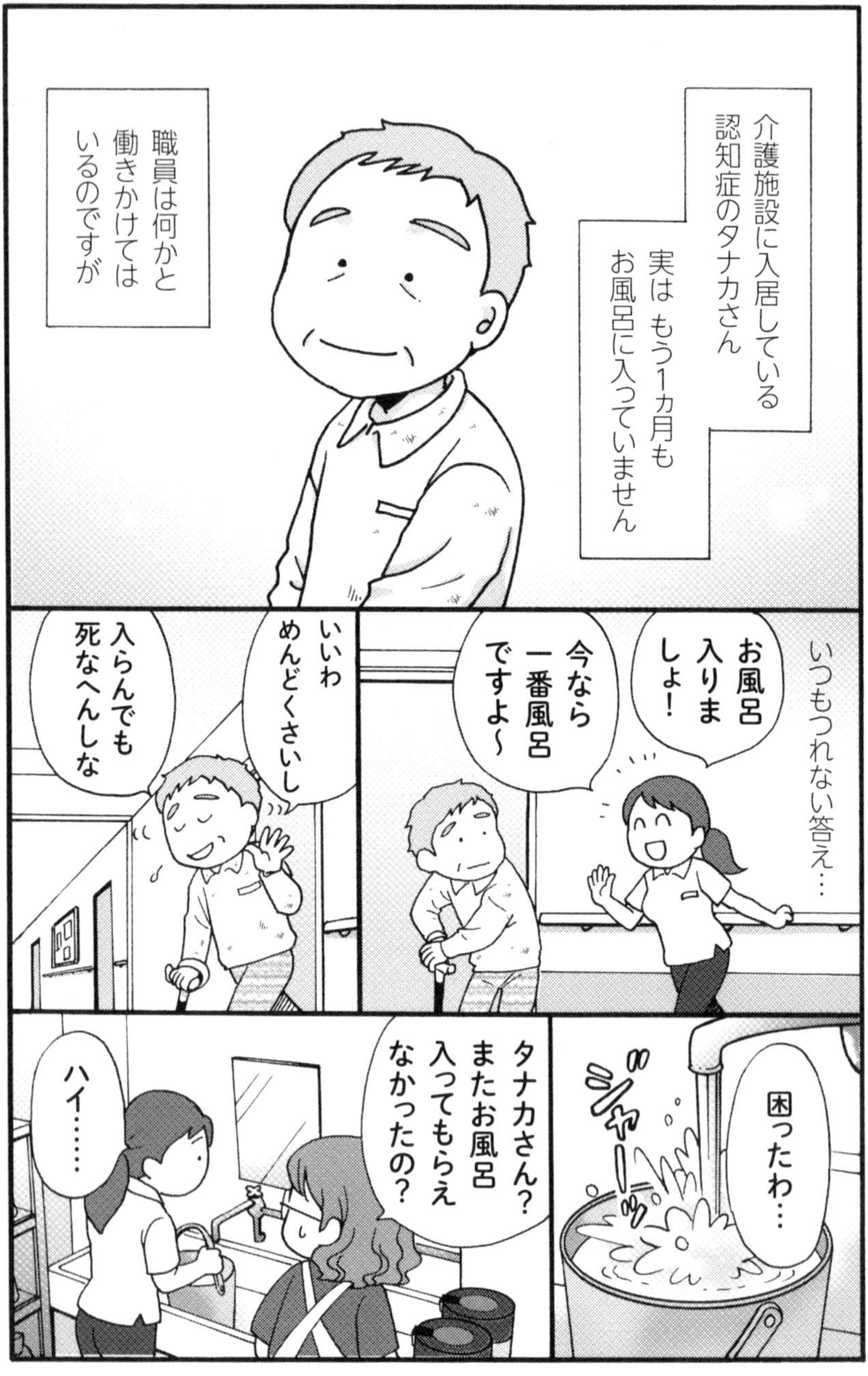
介護施設に入居している
認知症のタナカさん
実は もう1ヵ月も
お風呂に入っていません
職員は何かと
働きかけては
いるのですが
いつもつれない答え…
お風呂入りましょ!
今なら一番風呂ですよ〜
いいわ めんどくさいし
入らんでも死なへんしな
困ったわ…
ジャー!!
タナカさん? またお風呂入ってもらえなかったの?
ハイ……

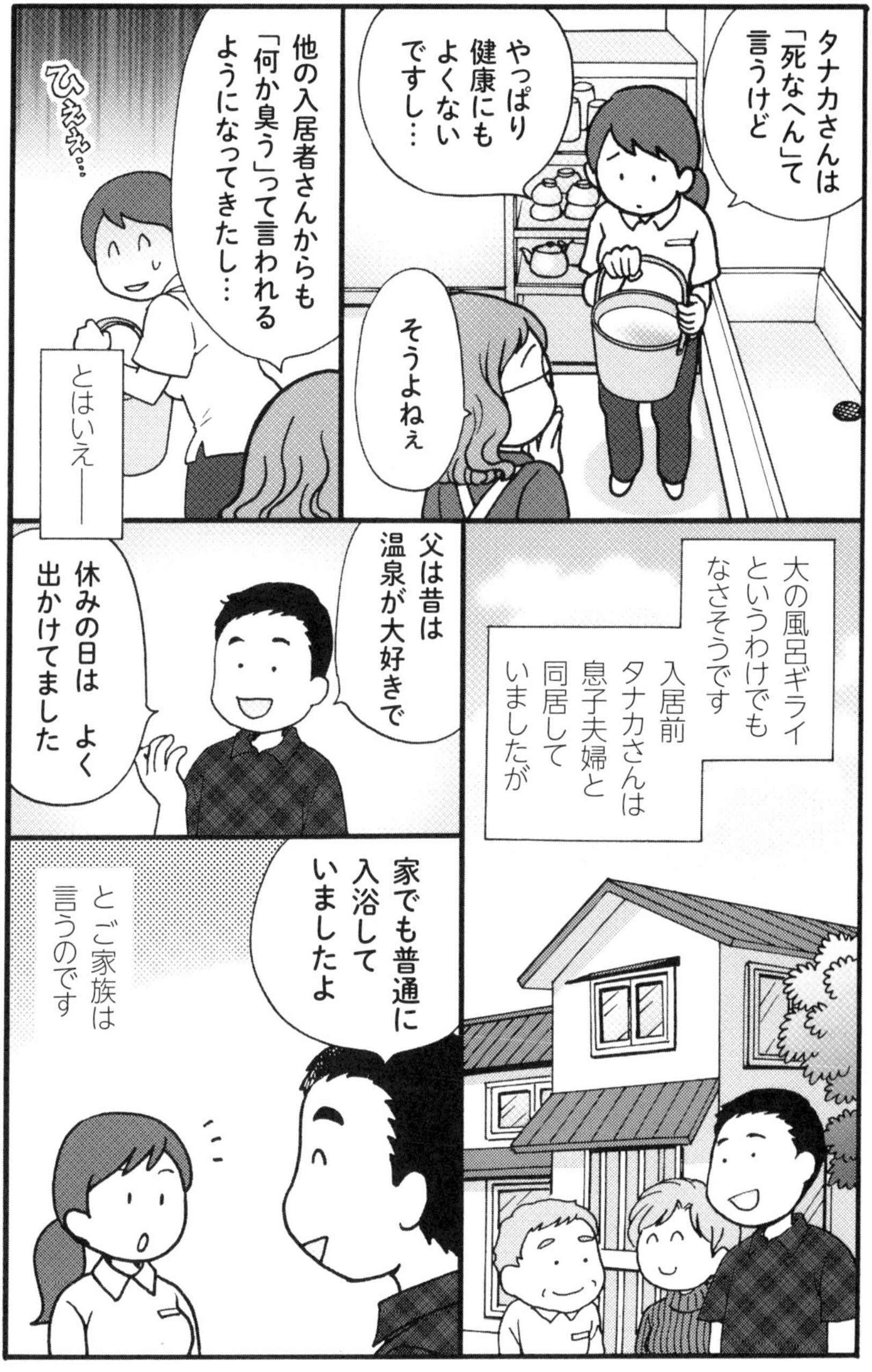

タナカさんは「死なへん」て言うけど
やっぱり健康にもよくないですし…
そうよねぇ
他の入居者さんからも「何か臭う」って言われるようになってきたし…
ひぇぇ…
とはいえ――
大の風呂ギライというわけでもなさそうです
入居前タナカさんは息子夫婦と同居していましたが
父は昔は温泉が大好きで
休みの日は よく出かけてました
家でも普通に入浴していましたよ
とご家族は言うのです

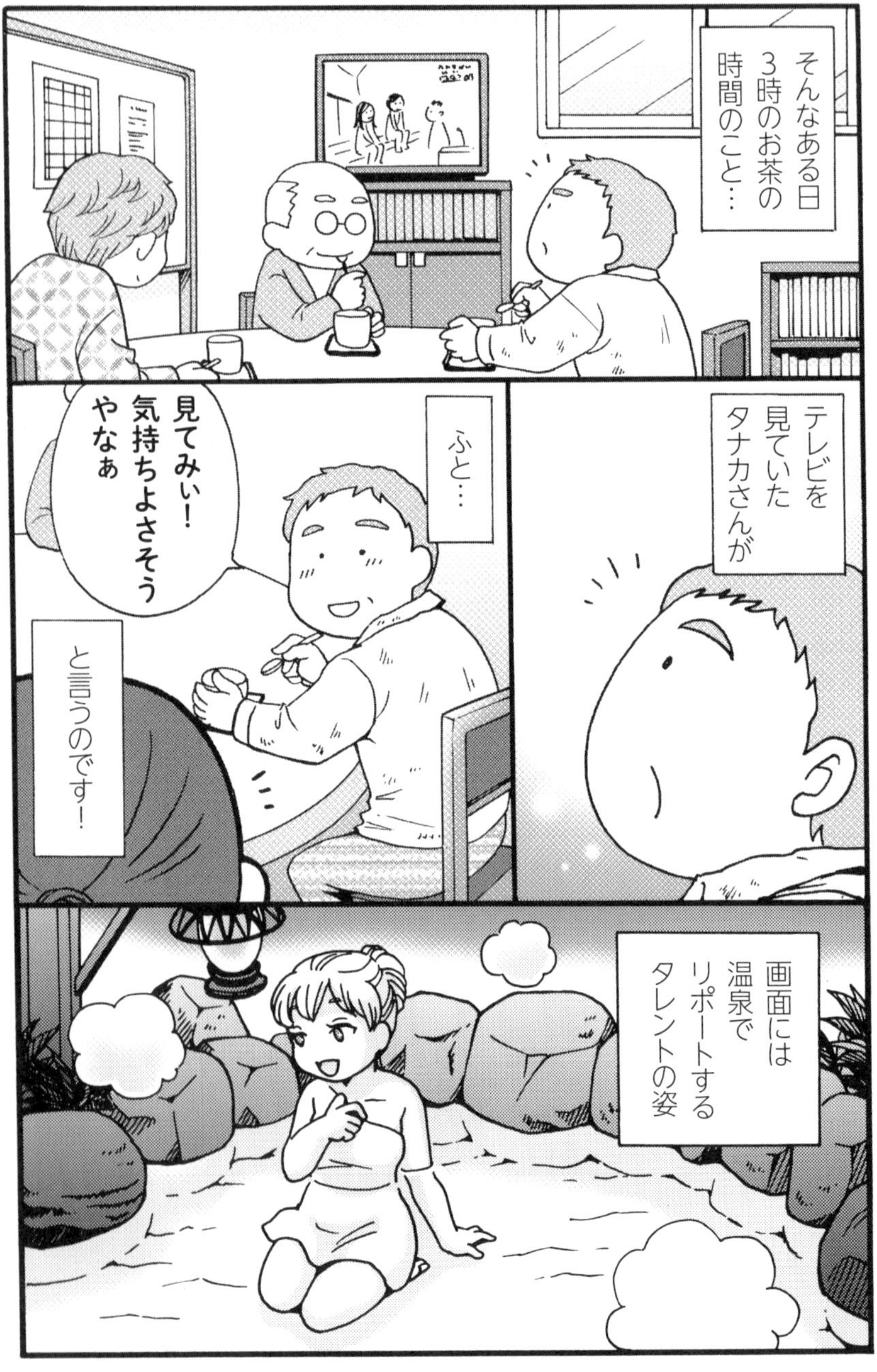
そんなある日
3時のお茶の
時間のこと…
テレビを
見ていた
タナカさんが
ふと…
見てみぃ!
気持ちよさそう
やなぁ
と言うのです!
画面には
温泉で
リポートする
タレントの姿

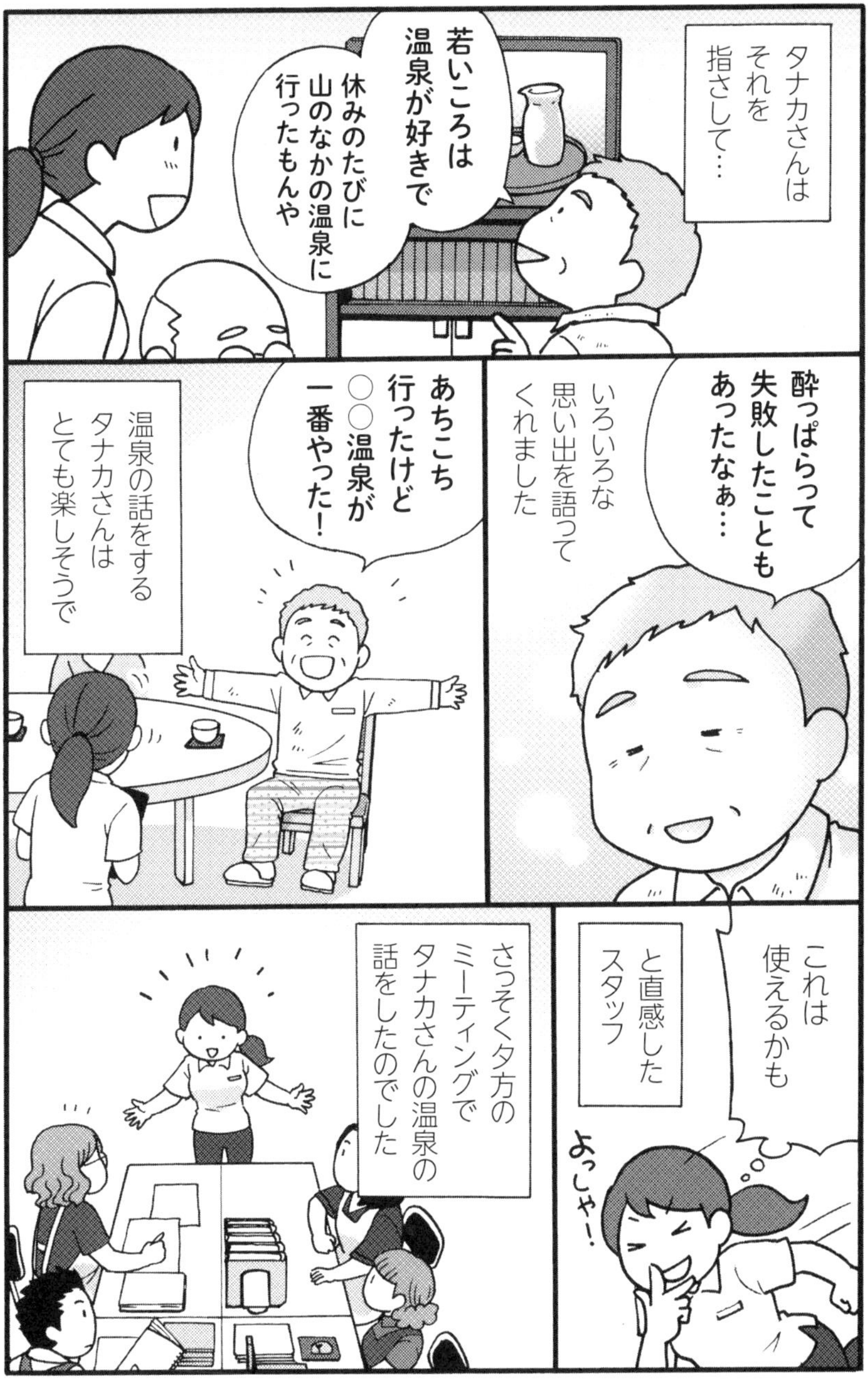
タナカさんはそれを指さして…
若いころは温泉が好きで
休みのたびに山のなかの温泉に行ったもんや
酔っぱらって失敗したこともあったなぁ…
いろいろな思い出を語ってくれました
あちこち行ったけど○○温泉が一番やった！
温泉の話をするタナカさんはとても楽しそうで
これは使えるかも
と直感したスタッフ
よっしゃー！
さっそく夕方のミーティングでタナカさんの温泉の話をしたのでした

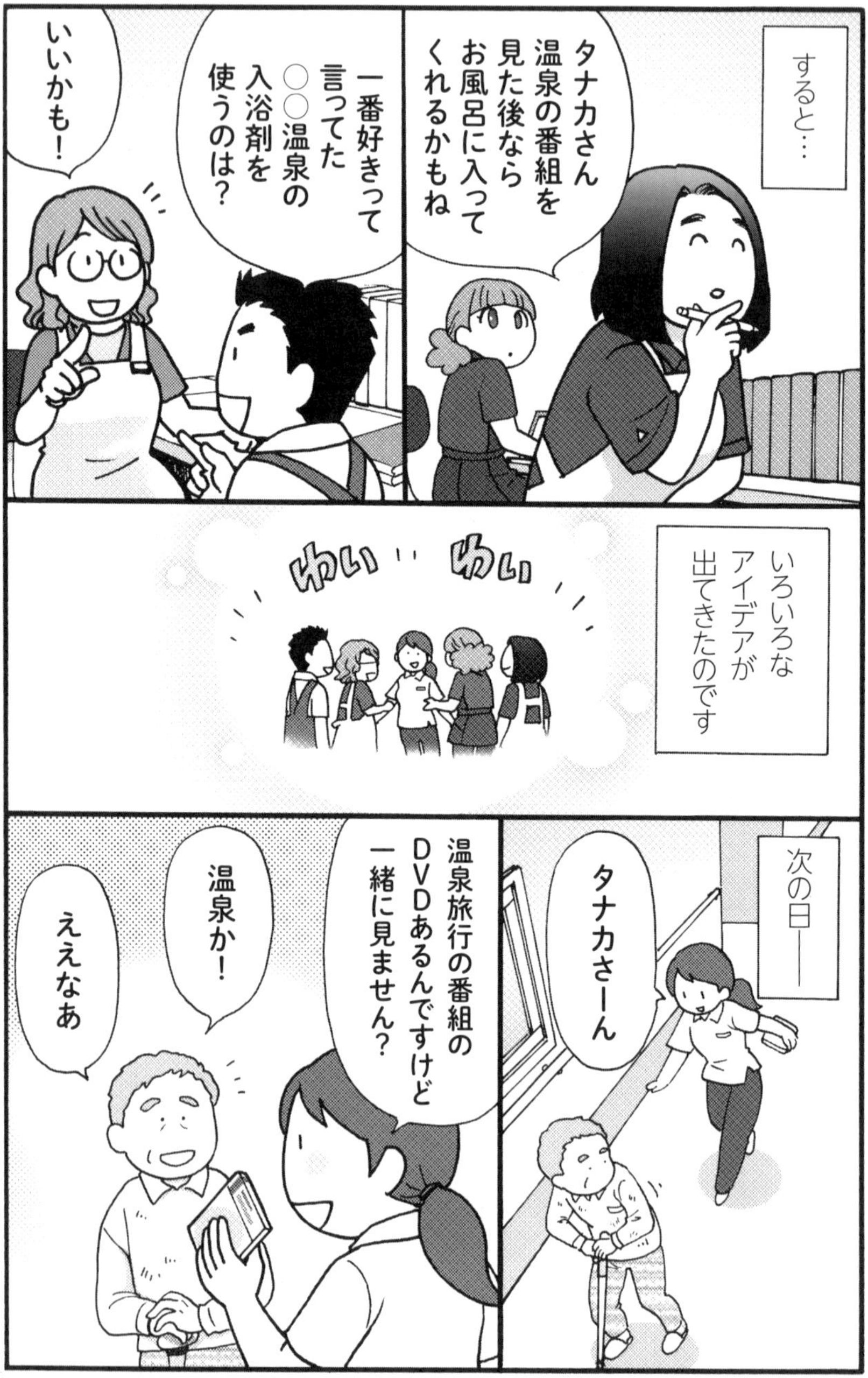
すると…
タナカさん温泉の番組を見た後ならお風呂に入ってくれるかもね
一番好きって言ってた○○温泉の入浴剤を使うのは？
いいかも！
いろいろなアイデアが出てきたのです
わいわい
次の日――
タナカさーん
温泉旅行の番組のDVDあるんですけど一緒に見ません？
温泉か！
ええなあ

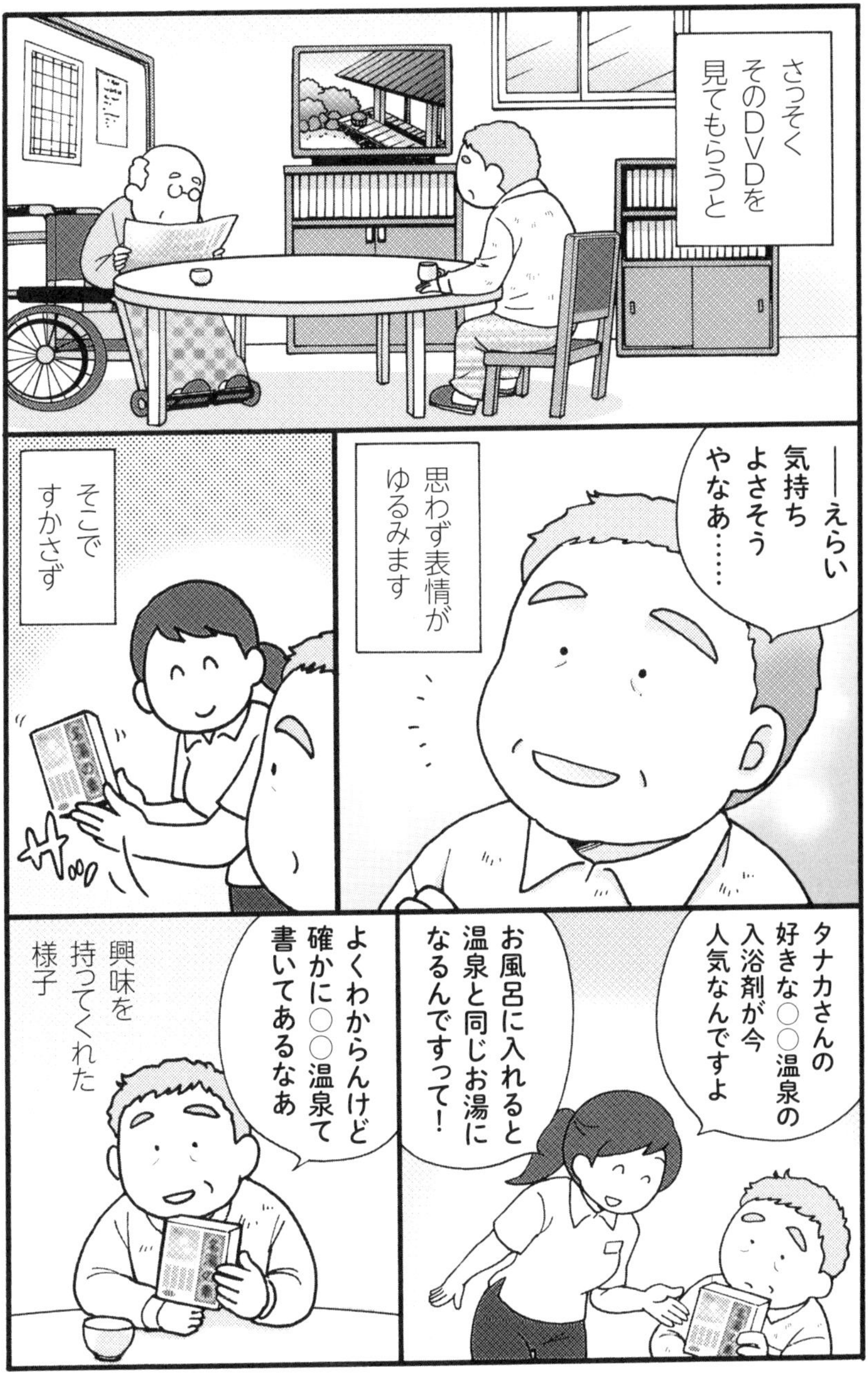
さっそくそのDVDを見てもらうと
――えらい気持ちよさそうやなあ……
思わず表情がゆるみます
そこですかさず
タナカさんの好きな○○温泉の入浴剤が今人気なんですよ
お風呂に入れると温泉と同じお湯になるんですって！
よくわからんけど確かに○○温泉て書いてあるなあ
興味を持ってくれた様子

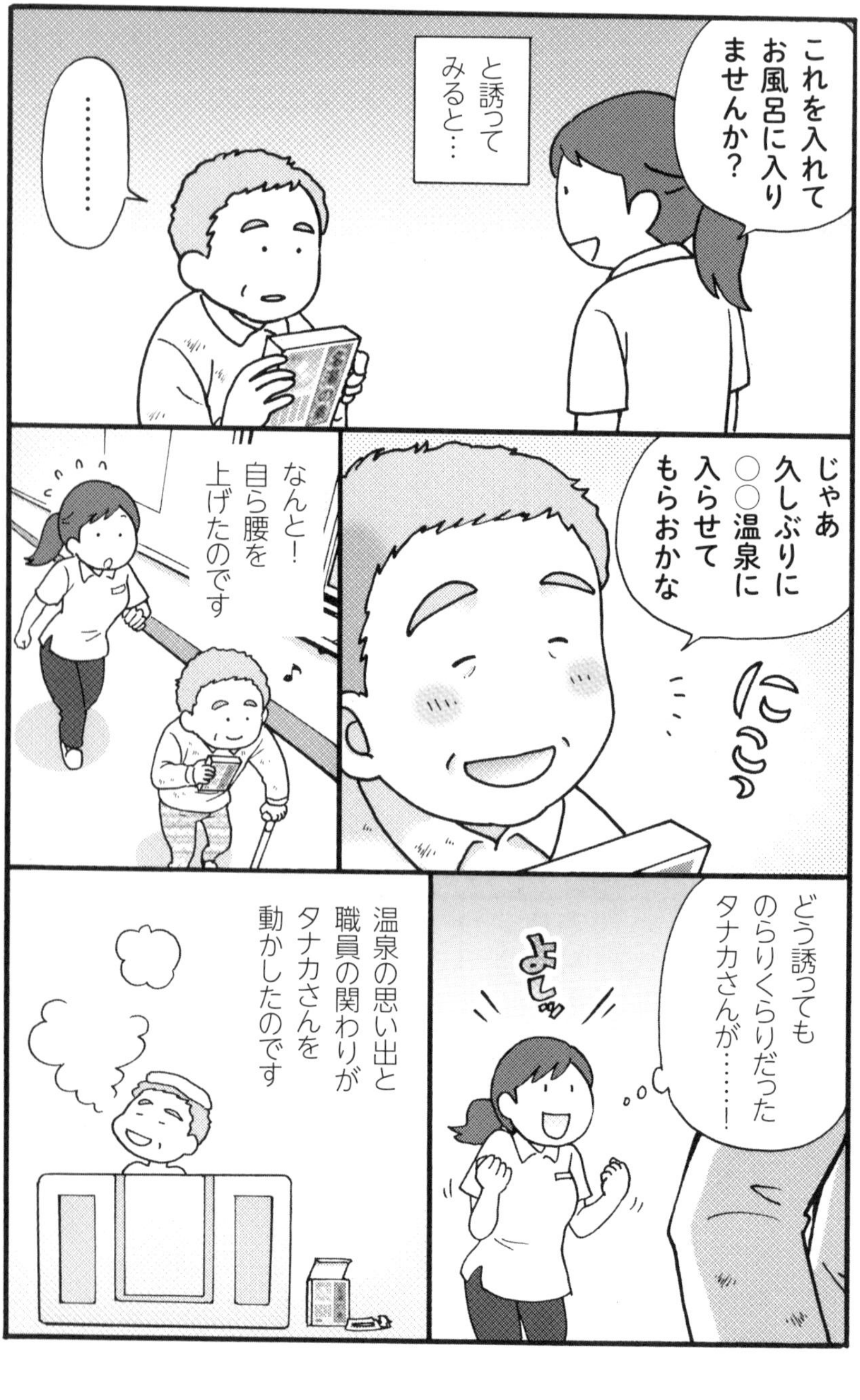

これを入れてお風呂に入りませんか？
と誘ってみると…
…………
じゃあ久しぶりに○○温泉に入らせてもらおかな
にこっ
なんと！自ら腰を上げたのです
どう誘ってものらりくらりだったタナカさんが……！
よしっ
温泉の思い出と職員の関わりがタナカさんを動かしたのです

マンガで見ていただいたのは、介護者がよく直面する認知症の人の「入浴拒否」の事例です。この施設ではうまく解決できました。

それにしてもタナカさん、なぜ急にお風呂に入ることにしたのでしょう?

答えは簡単。入浴したいという「気持ち」になったからです。

人が行動を起こすとき、その背景には必ず「気持ち」があります。認知症の人だって同じです。

施設の職員は、タナカさんという「人」の「気持ち」に寄り添った関わりができていました。だからうまく入浴へと誘うことができたのです。

たとえばみなさん、旅行のパンフレットを見てなんとなく「旅行に行きたいなあ」と感じ、頭のなかでちょっと計画を立ててみた、なんてことはありませんか?「心が動くと体も動く」、それが「人」という生き物なのです。

認知症は「その人」の一部分にすぎません。

認知症の人が「何日も入浴しない」などといった、私たちから見ると「不可解な行動」をするときにも、必ず「人としての気持ち」が背景にあります。

そして、その「人としての気持ち」に合わせて働きかけたり、その気持ちに寄り添った関わり方をすることが、認知症ケアではとても大切なんです。

＋認知症の人は「焦り」「不安」を感じやすい

「人としての気持ち」に合わせるのが大事と書きました。ここでいう「人としての気持ち」とは、「人間なら誰でも共通して感じそうなこと」と言い換えてもいいでしょう。

私たちは、他人の気持ちを直接感じることはできません。でも、たとえば一般的な意味で「人は何をされたらうれしく感じるか／悲しく感じるか」と問われたら、だいたい想像がつくはずです。人にはそうした、共通する感覚があるのです。

だから、**人としての気持ちは、自分の気持ちを確認することで少し理解できます。**そういう考えのもと、私が研修会場などで参加者の方々とよく行うゲームを、ここで紹介させていただこうと思います。

簡単な後出しジャンケンゲームです。

一方がA「先に手を出す側」になります。

セミナー会場であれば、講師の私がこのAさんを務めます。グー・チョキ・パー、好きな手を、パッパッパッとリズミカルに、かつランダムに出していきます。

相手の人はB「後出しする側」になります。Bさんがするのは、必ず後出しジャンケンです。Aさんが手を出したら、Bさんがそれに反応する、というふうにしてください。

以上を理解していただいたところで、では、いきます。

実際にゲームしているところをイメージしながら読んでください。近くに家族や同僚がいたら、一緒にやってみてもいいでしょう。

①ジャンケンをします。Bさんは、後出しで10回連続してAさんに勝ってください。

普段行うジャンケンとはちょっと違いますが、Bさんになった人の大部分は上手にできます。うっかりつまってしまう人も少しはいますが、混乱することはないでしょう。

では、ルールを次のように変えます。

②ジャンケンをします。今度はBさんは、後出しで10回連続してAさんに負けてください。

このルールだと、①でできていた人もできなくなることが多いです。私はセミナーで何度となくこのゲームを試しましたが、最初の1~2回はできても、3回、5回……となると、できなくなる人が一気に増えます。Aさんに負ける手を10回連続して出せる人は、とても少なかった印象があります。

　ここで「勝つのと負けるのと、どちらが難しかったか」ちょっと考えてみてください。

当然、負けるほうですよね？

　たかがジャンケンなのに、どうして勝つよりも負けるほうが難しいのでしょうか。

　私たちは、子どものころから〝勝つために〟ジャンケンをしてきました。後出しになることはあったかもしれません。でも、負けるためにジャンケンする機会はあまりなかったと思います。

　つまり、普通のジャンケンや後出しジャンケンは、昔から知っていてやったこともある「慣れていること」だと言えます。

　一方、後出しで相手に負けるジャンケンは「慣れていないこと」です。

　そのときの気持ちはどうだったか、振り返ってみましょう。

　慣れているジャンケンをしているときのあなたの気持ちは、「安心」だったはずです。

　では、ルール②の〝後出し負けジャンケン〟をしているときの気持ちは、どうだったでしょうか？

　慣れていないこと、できないことを、無理やりやらされました。

　このとき、あなたの気持ちは「安心」でしたか？

きっと「焦り」と「不安」を覚えたのではないでしょうか。

実は認知症の人は、このゲームで私たちが感じたような「焦り」や「不安」を日常のなかでも感じているのです。

＋認知症の人は不安だから取り繕う

認知症になると、人は「できないこと」が増えます。もの忘れによって、「思い出せなくなる」こともその一つです。だから、こんなことが起こります。

あるデイサービスを見学させてもらったときのこと。ちょうど利用者のみなさんが回転寿司《ずし》でランチのあと、戻ってきたところでした。

職員が利用者の人に、

「おいしかったですね、回転寿司」

と話しかけました。食べたことをきちんと覚えていた人は、

「おいしかった〜。また連れてってほしいねえ。な？」

と、隣にいた別の利用者に尋ねます。

ところが話を振られた人は、「ええっ?」という表情をしたのです。

職員が「ええっ?」という顔をした人に、

「ナカヤマさん、『メロンがおいしい』と言って、メロンばかり食べてたじゃないですか」

「そうそう、メロンを3皿も食べたでしょ」

こう話しかけても、ナカヤマさんはポカンとしています。しかし、少し間をおいてから、

「そや、わし、メロン食べたわ」

と答えました。

あとから聞くと、ナカヤマさんは認知症でした。察するに、回転寿司に行ったことを思い出せなかったのでしょう。でも相槌を求められたので、

〈えっ、自分は行った覚えはないんだけど……〉

と不安を感じたのかもしれません。そして、

〈話を合わせなきゃ〉

と焦り、思い出したかのようにその場を取り繕ったのでしょう。

このときナカヤマさんが感じたのは、セミナー会場で〝後出し負けジャンケン〟をした人たちが感じた以上の「焦り」や「不安」だったに違いありません。

╋ 焦りや不安が悪化の原因だった

実はこの「焦り」「不安」が、認知症の人には禁物なのです。「焦り」や「不安」といったストレスは、認知症を悪化させる原因になると言う専門家も多いのです。

悪化させるだけでなく、たとえば、

●食事の直後に「ご飯まだ？」と尋ねてくる
●自宅にいるのに「帰ります」と出ていこうとする
●怒りっぽくなる、暴言や暴力が出る

といった、「不可解な行動」を引き起こすことすらあります。

〝うまくいかないこと〟に遭遇したり、〝周囲との衝突〟が増えると、誰でも焦ったり、不安な気持ちになり、ストレスが大きくなりますよね？　認知症の人の場合、そういったストレスが症状、すなわち「不可解な行動」として出てくるわけです。

でも、それって実は、認知症の人にだけ起こることじゃないかもしれません。

先ほどの〝後出し負けジャンケン〟をセミナー会場ですると、認知症ではないはずの参加者のみなさんも「不可解な行動」をし始めます。

後出しなのに先に手を出してしまう人

負ける手を出すのがルールなのに、勝つ手を出してしまう人
ジャンケンのスピードに追い付けなくなる人
途中からグーのまま固まってしまう人
という具合です。

でも、もし、ジャンケンの手をもっと、ゆ――――っくり出していたら……。

そうやって、焦りや不安が極めて少ない状況をつくりだせていたら……。

あるいは〝後出し負けジャンケン〟であっても、うまくできたかもしれません。

実は、ここにケアのヒントも隠されているのですが、それはこの先、さらに読み進めればわかっていただけるでしょう。


〝認知症の人にも、ここまで述べた「ジャンケン」と同じようなことが起こっているらしい〟――今はそう理解していただければ十分です。

✚「安心できるようにする」のが目指すケア

ところで、焦りや不安が「不可解な行動」につながる仕組みを、永田久美子先生（認知症介護研究・研修東京センター）は左のような図で説明しています。

「不可解な行動」が起こるわけ＊

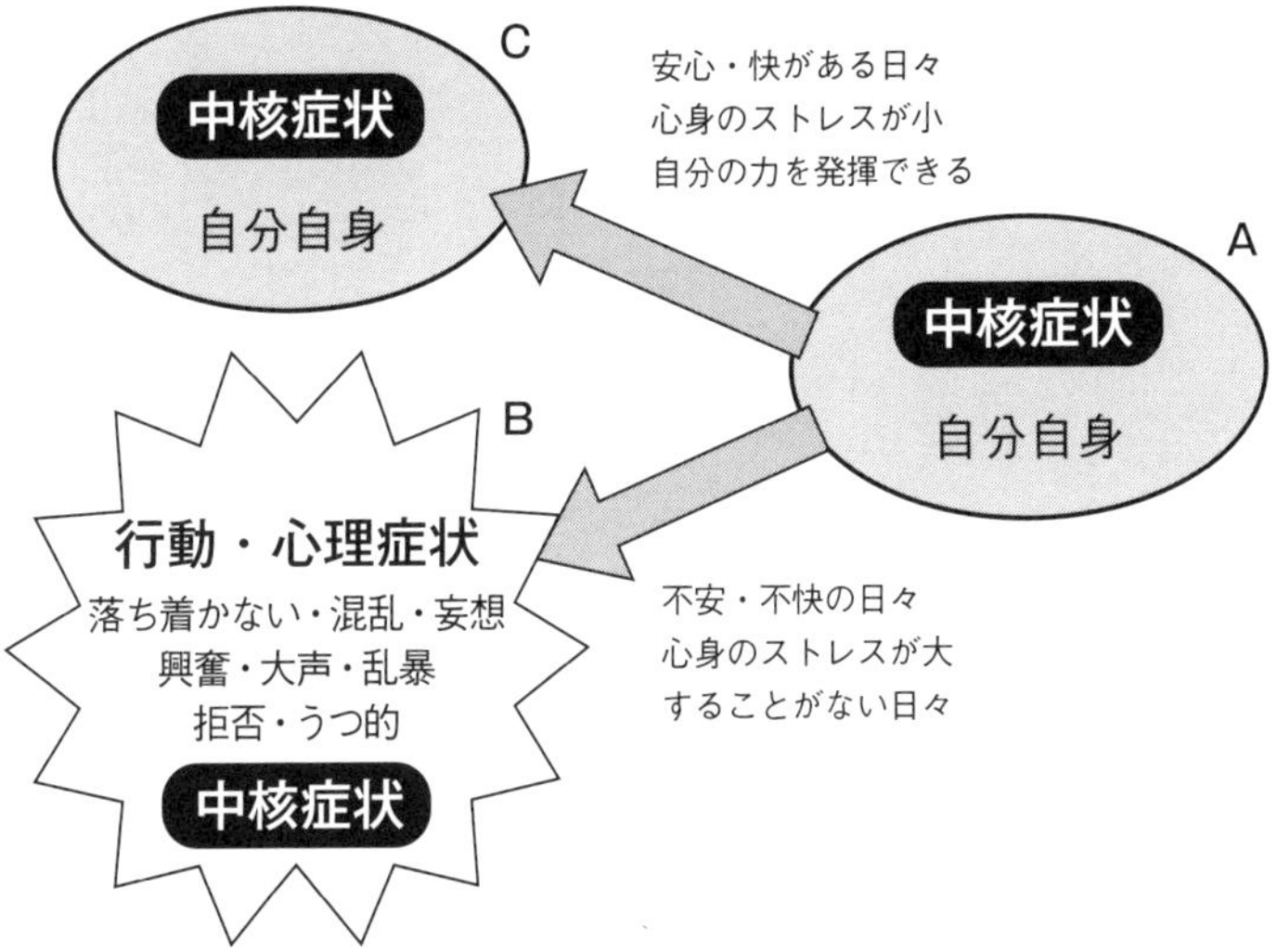
C
中核症状
自分自身
安心・快がある日々
心身のストレスが小
自分の力を発揮できる
A
中核症状
自分自身
B
行動・心理症状
落ち着かない・混乱・妄想
興奮・大声・乱暴
拒否・うつ的
中核症状
不安・不快の日々
心身のストレスが大
することがない日々

図のAのように、認知症の人はもともと「中核症状」を抱えています。

詳しい説明は次章でしますが、中核症状とは、認知症の人に共通してみられる「覚えられない・忘れてしまう」という記憶障害（およびそれに直接起因する障害）のことです。

中核症状を抱えた人が、焦りなどの心身のストレスや不安を感じると、図のBのように「行動・心理症状」が現れます。

これらの症状が「不可解な行動」と呼ばれているのです。

逆に、ストレスが減り、安心で快い状態であれば、Cのようにその人らしさ（自分自身）は保たれます。さらに、認知症の進行もゆるやかになるのです。

＊永田久美子「認知症の人の暮らしを支える」『NHKテキスト　社会福祉セミナー』をもとに一部改編

つまり、私たちが目指すべきは、
認知症の人が「焦り」や「不安」を感じる機会を減らし、「安心」してもらえるようにする
ことなのです。
では、具体的にはどんなことをすればいいのでしょうか。

＋ストレスがなくなれば「不可解な行動」は収まる

ある日の夕食後のことです。認知症のワタナベさんというおじいさんが、洗い物をしているお嫁さんのそばにやってきました。そして、

「ご飯まだできないの？　食べてないんだけど」

と言います。口のまわりにはご飯粒がついています。明らかに食べたあとです。

お嫁さんはこの言葉にどう反応するでしょうか。

きっと〝今食べたばかりなのに、何おかしなこと言ってるのかしら〟と思うでしょう。

人間は、思ったことを口にするものです。ですからそのまま、

「今食べたばっかりですよ」

と、本当のことを言います。

では、本当のことを言ったらワタナベさんは納得するでしょうか。お嫁さんが本当のことを伝えても、「いや、食べてない」と答える人がほとんどです。なぜならこのとき、ワタナベさんは「自分が食べたことを忘れている」から。これが認知症の中核症状なのですが、お嫁さんが、

「今つくってるから、ちょっと待っててね」

というふうに答えると、納得してくれるお年寄りもいます。

なぜうまくいくのか、その詳しい説明は次章に譲りますが、「つくってるから」と答えても納得してくれないお年寄りもいます。そんなときは、

「じゃあ、これでも食べて待っててくださいね」

と伝えてお煎餅《せんべい》やクッキー、ミカンなどを渡すと、だいたいその場は収まります。

言葉で伝えても納得しなかったのに、どうしてお煎餅1枚で納得するのか――不思議だと思いませんか？

その理由は意外と簡単。

人は食べ物をもらったら、うれしい気持ちになるからです。

あなたも、お腹《なか》に食べ物が少しでも入ることで、ホッとした経験があるはずです。認知

症の人も変わりません。「その人の気持ち」に寄り添うことができたから、ストレスがなくなり、納得してもらえたのです。

＋「寄り添う」とは安心でいられるようにすること

介護職の人なら、研修などで一度ならず「利用者さんに寄り添ってくださいね」と教えられた経験があると思います。でも、この「寄り添う」って、どういう意味でしょうか。

試しにこの言葉を国語辞典で引いてみると、次のように書いてありました。

「ぴったりとそばへ寄る」

言葉どおりなら〝介護者であるみなさんが、ぴったりとそばへ寄ってください〟という意味になります。

以前、あるデイサービスに行ったら、こんな場面に出くわしました。

認知症のおばあさんが、「もう帰ります」と言って、落ち着かない様子で室内をウロウロしています。それを見た職員の一人が、本当にそのおばあさんにぴったりくっついて、一緒について歩いていたんです。

私は職員さんに尋ねました。

「何してるんですか？」

すると職員さん、こう答えました。

「私、このおばあさんの担当なんです。だから、寄り添ってるんです」

先ほど国語辞典で「寄り添う」を調べましたよね。確かに「ぴったりとそばへ寄る」とありました。国語辞典には、正しい意味だからそう書いてあるわけです。

じゃあ、職員さんはケアとして正しいことをしているのかというと——何か変ではないでしょうか。なぜ変と感じるのか。それは、「何のために寄り添うか」という目的が明確でないからです。

では、何のために寄り添うのでしょうか。

それは認知症の人に安心してもらうためです。

「安心」という言葉は、「心」が「安」らぐ、と書きます。

認知症ケアで「寄り添う」というとき、それは、〝利用者さんの隣に座ってください〟とか、〝ついて歩いてください〟という意味ではありません。

その人の心が安らぐようにしてください

という意味なのです。

＋「認知症だから」で済ませてはいけない

ここでちょっと想像してみましょう。

私たちはどんなときに「帰りたい」と思うのでしょうか。

自分の用事が終わったとき
その場の居心地が悪いとき
とりあえずその場を離れたいとき
ここにいる必要はないと感じたとき

ちょっと考えただけで、これだけ浮かびました。

くり返しになりますが、認知症であっても「人の気持ち」は変わりません。

介護サービスを利用しているときに、「帰ります」と言って、外に出ていくお年寄りはたまにいます。そういう人を目にすると、介護者は「認知症だから、しかたないなあ」と、深く考えるのをやめてしまいがちです。

あるいは、身近な人が認知症と診断され、「不可解な行動」が出るようになると、家族や介護職は、

〈ああ、おじいちゃん（おばあちゃん）は私たちとは全然違う人になってしまった〉

と考えるようになります。そして、出ていこうとしている場合は、どうにかして止めようとします。止められなかったら、一緒に外に出てついて歩きます。

〈認知症だから、こんな行動をするんだ。どうしようもない〉

と、すべてを認知症のせいにして、先ほどの職員さんのように、お年寄りのあとをぴったりついて歩くだけ、という状態になってしまうのです。

一緒に外を歩くこと自体は、何ら問題ありません。でも、それってものすごく大変ですよね。しかも、付き添われているお年寄りは「安心」できるでしょうか？

そんなふうに「歩くこと」が目的になってはいけません。ケアしているように見えるかもしれませんが、実は何の解決にもなっていないからです。

人の気持ちに添った「関わり」をしなければ、認知症の人に安心してもらったり、落ち着いてもらうことはできません。その人の気持ちに想像が及んでいなければ、本当の意味でのケアにはならないのです。

肝心なのは、一緒に歩きながら、

〈この人はどうして『帰りたい』と言ったんだろうか〉

〈歩きながらこの人は、何を見て何を考えているんだろうか〉

と考えたり、想像したりすることです。

あるいは、しばらく歩いて戻ってくれたなら、
〈どうしてそんな気持ちになったんだろうか〉
と振り返ってみることです。

「本人は今、どんな思いか」


と、認知症の人の立場に立って、「その人の気持ち」を考えてみなければなりません。

それが認知症ケアの大前提だと、私は思うのです。


でも、ここで難しいことが一つ出てきます。

たとえば私たちは、食事の直後に「ご飯まだか。食べてない」と言うことは、まずありません。自宅にいるのに「帰りたい」と言うことも、おそらくないでしょう。

でも、認知症の人はしてしまう場合があります。

私たちには考えられないような「不可解な行動」をする人の気持ち。そんなもの、とても想像がつかない——なんて感じる人もきっといるはずです。

認知症の人はもちろん「人」です。

ただし、認知症という「病気」もあるのです。

私たちと同じ「人」ではありますが、「認知症」という点では異なっているわけです。

「人の気持ち」を理解することも大事ですが、異なった部分についても、私たちは理解しておく必要があります。

ですからまず、認知症という「病気」について、基本的なことを知っておかなければなりません。介護職のなかには「よく知ってる」という方がいるかもしれませんが、この機会にぜひ、次章でおさらいしましょう。

認知症ケアの豆知識 ①

本人が写った動画や写真は「有効なケアグッズ」

あるデイサービスの管理者が、こんなことを教えてくれました。

介護事業所では、昼食後は職員がとくに多忙になります。その管理者のところもそうでした。片付けや清掃、排泄《はいせつ》介助などのため、「一日のなかでも最もバタバタする時間の一つ。一時的に手が足りなくなる」と言います。

当然、〈そのバタバタする時間帯だけでも、お年寄りに座っていていただきたい〉と誰もが考えます。

そこで、そのデイサービスでは、従来『水戸黄門』とか歌番組とか、お年寄りに喜んでもらえそうなテレビ番組をつけるようにしていました。ある程度、ではありますが、番組を見てくれるお年寄りはいたそうです。

しかしあるとき、デイサービスの管理者がもっといい方法を見つけました。

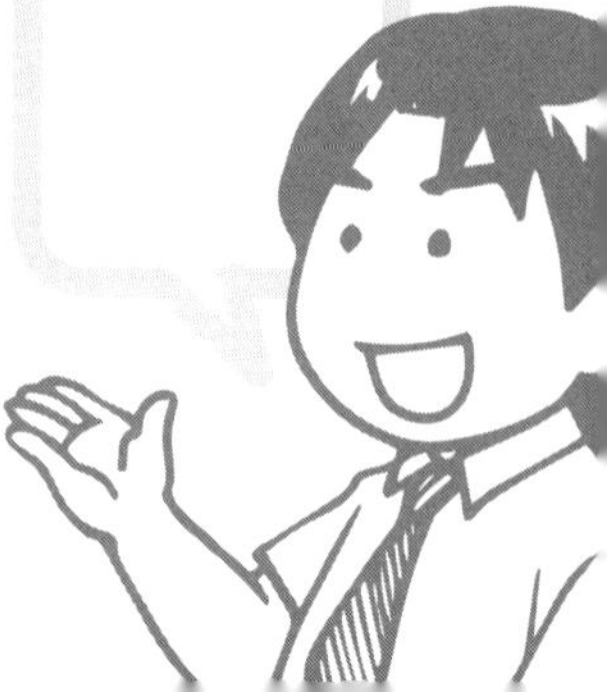

その方法とは、日々撮影した写真をパワーポイントに貼り付け、プロジェクターを使ってスライドショーで上映することだそうで、「これをやると、誰でも絶対見てくれる」というのです。

人は、自分の写り込んでいるものや、写り込んでいる可能性のあるものに興味を示します。それは認知症のあるなしに関係なく、誰にでも共通することだと思います。

ここで、家族写真を収めたアルバムを考えてみましょう。アルバムが自宅にあるのに、「そんなもの、見たことありません」という人がいるでしょうか。むしろ、くり返し開いては、家族や友だち同士で「ああ、この写真は……」なんて語り合った経験が、誰にでもあると思います。自分自身や親しい人が写っているから見てしまうわけですね。

認知症のお年寄りも同じです。どんな高齢者でも、自分の写っている写真やビデオには、興味を示すものなのです。「おっ！　これは……」と、思わず声が出ることもあります。

介護施設の壁にポスターや壁飾りが飾られていることがありますが、それよりも、地元のお祭りの写真とか、お年寄りの写り込んでいるスナップ、あるいは施設の催しで撮影した映像などを流したほうが、よほどお年寄りの興味を惹《ひ》けるのです。

　ここで大事なのは、やっぱり「人」としてお年寄りがどう思うか、と考える姿勢です。「人の気持ち」に目を向けることで、ちょっとしたスナップや動画が有効な〝ケアグッズ〟になることもあるわけですね。

第2章
認知症という「病気」の視点から見てみよう

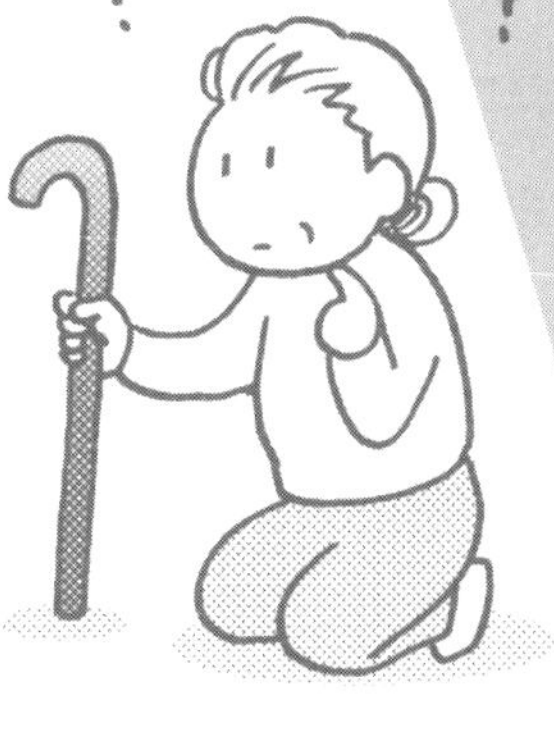

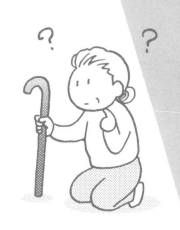

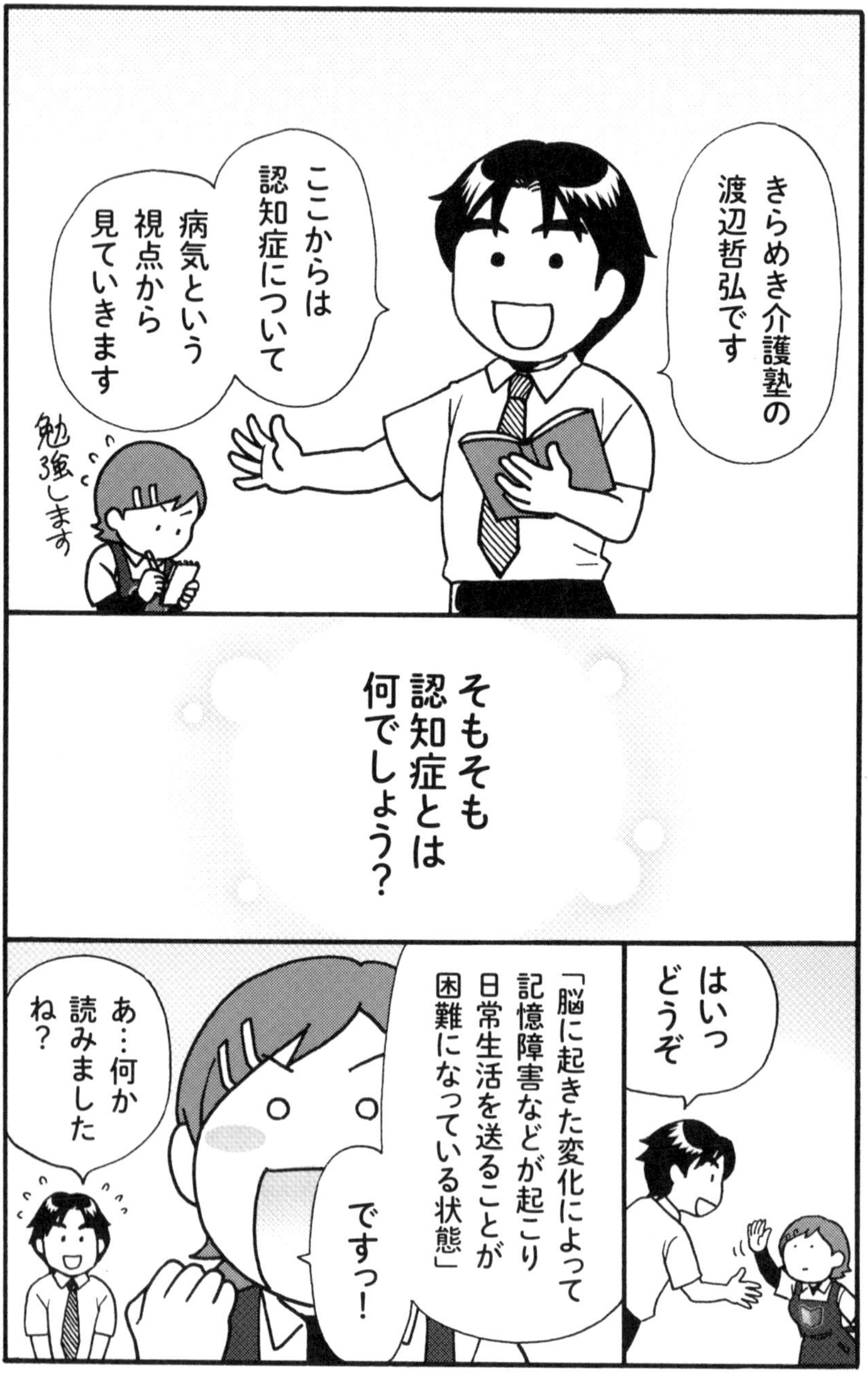
きらめき介護塾の渡辺哲弘です
ここからは認知症について病気という視点から見ていきます
勉強します
そもそも認知症とは何でしょう?
はいっどうぞ
「脳に起きた変化によって記憶障害などが起こり日常生活を送ることが困難になっている状態」
ですっ!
あ…何か読みましたね?

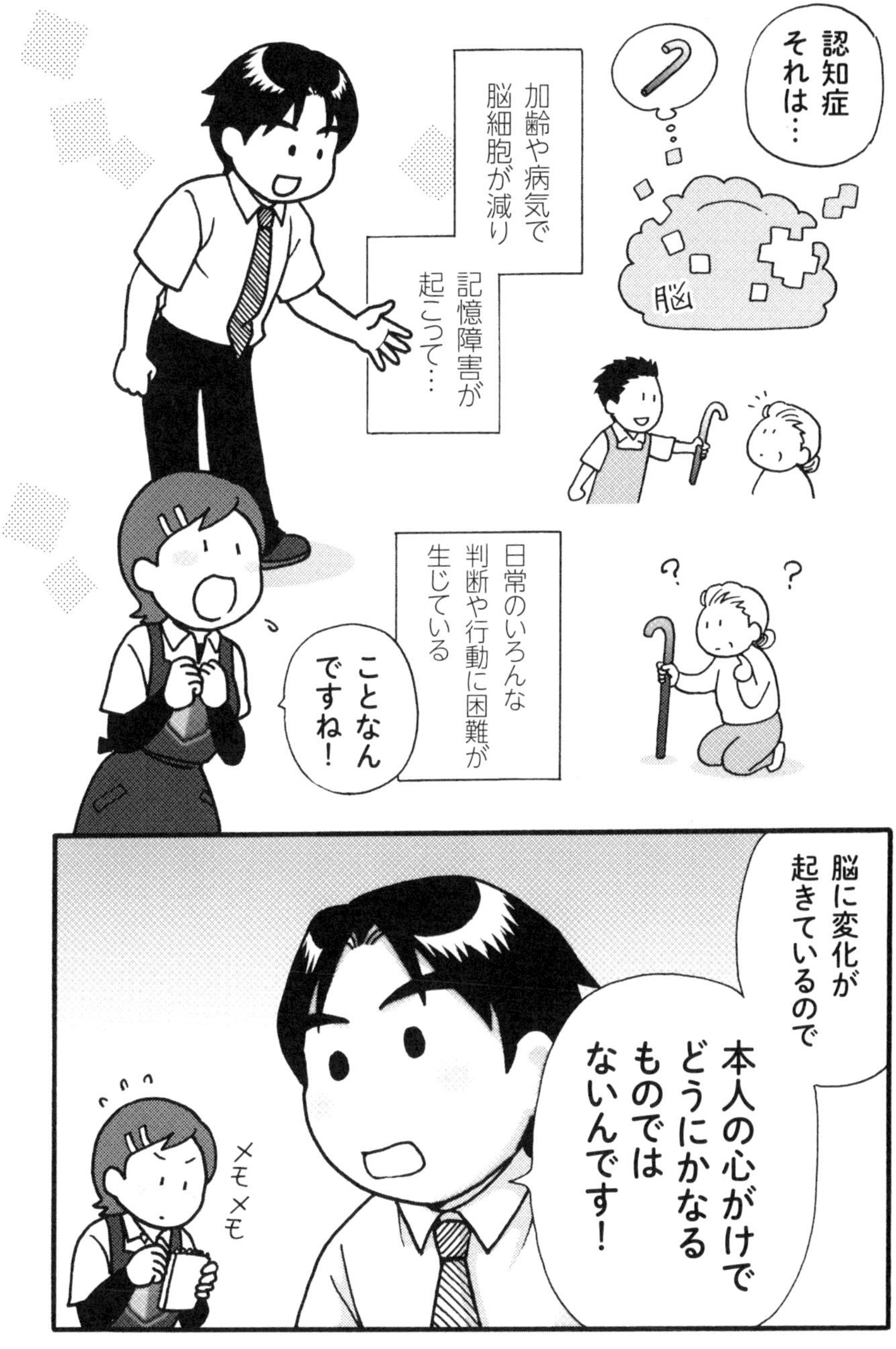
認知症
それは…
脳
加齢や病気で脳細胞が減り
記憶障害が起こって…
日常のいろんな判断や行動に困難が生じている
ことなんですね！
脳に変化が起きているので
本人の心がけでどうにかなるものではないんです！
メモメモ

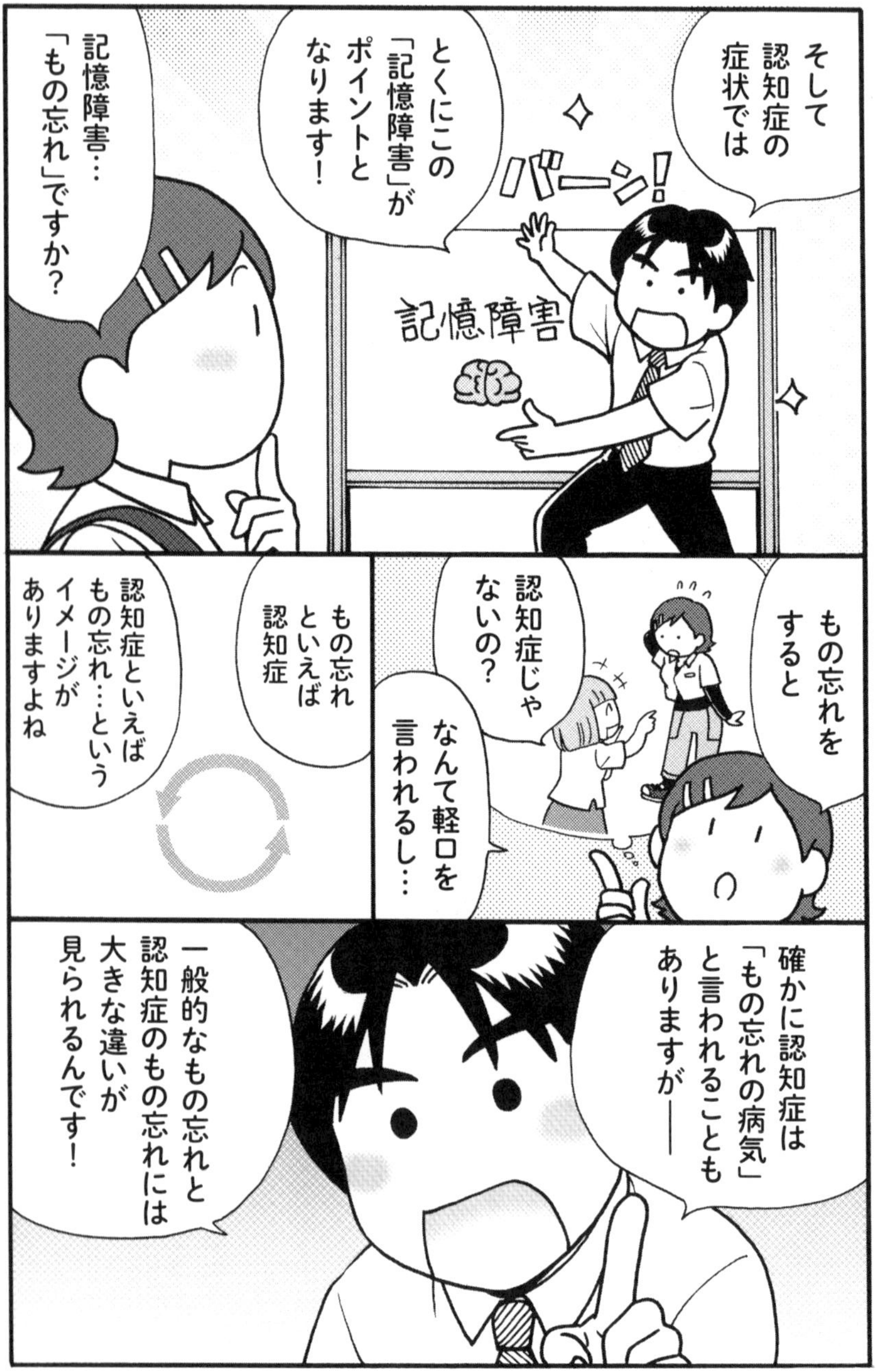
そして認知症の症状では
バーン!
記憶障害
とくにこの「記憶障害」がポイントとなります!
記憶障害…「もの忘れ」ですか?
もの忘れをすると
認知症じゃないの?
なんて軽口を言われるし…
もの忘れといえば認知症
認知症といえばもの忘れ…というイメージがありますよね
確かに認知症は「もの忘れの病気」と言われることもありますが——
一般的なもの忘れと認知症のもの忘れには大きな違いが見られるんです!

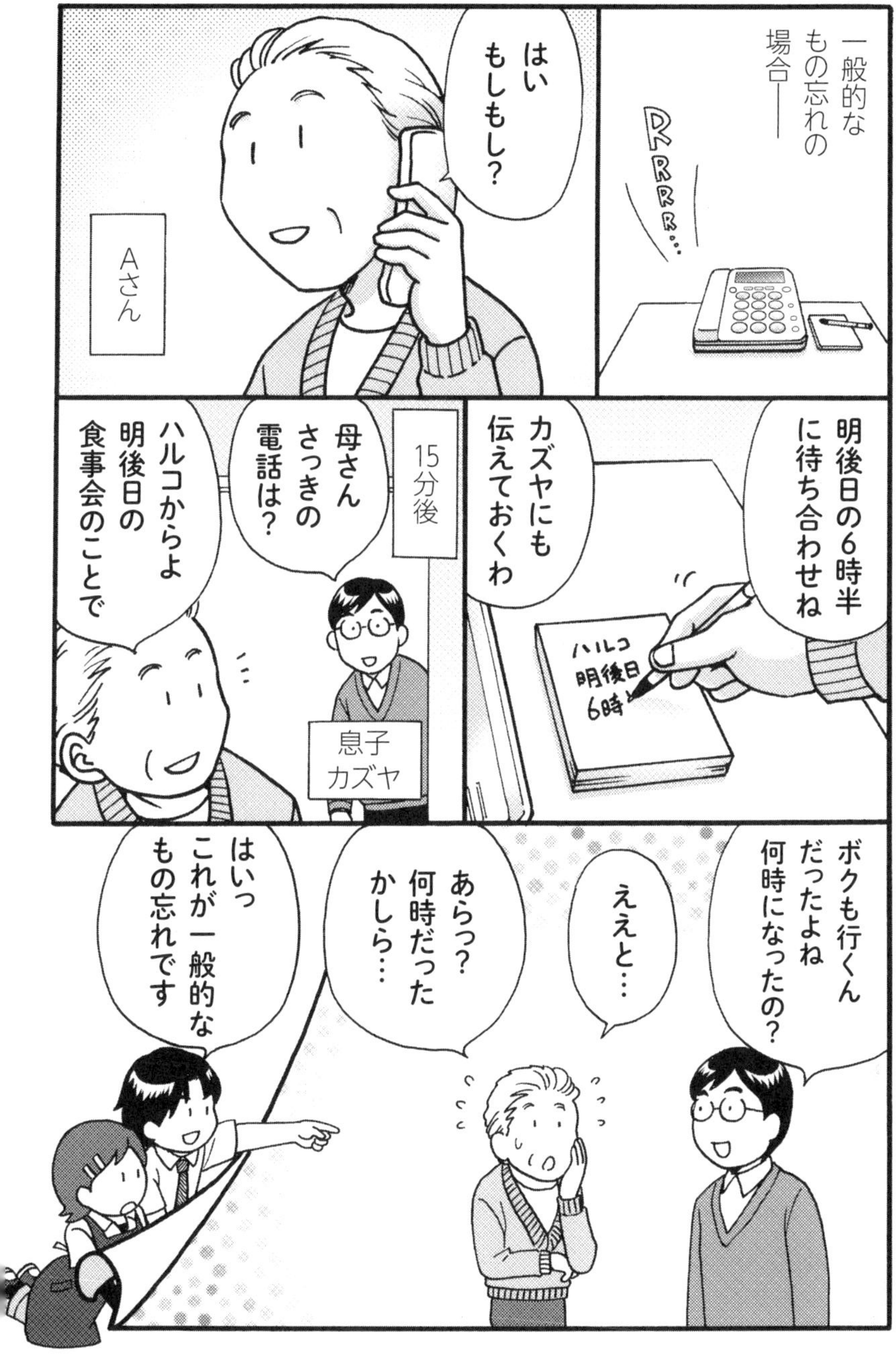
一般的なもの忘れの場合――
RRRR…
はい もしもし？
Aさん
明後日の6時半に待ち合わせね
ハルコ
明後日
6時
カズヤにも伝えておくわ
15分後
母さん さっきの電話は？
ハルコからよ 明後日の食事会のことで
息子 カズヤ
ボクも行くんだったよね 何時になったの？
ええと…
あらっ？ 何時だったかしら…
はいっ これが一般的なもの忘れです

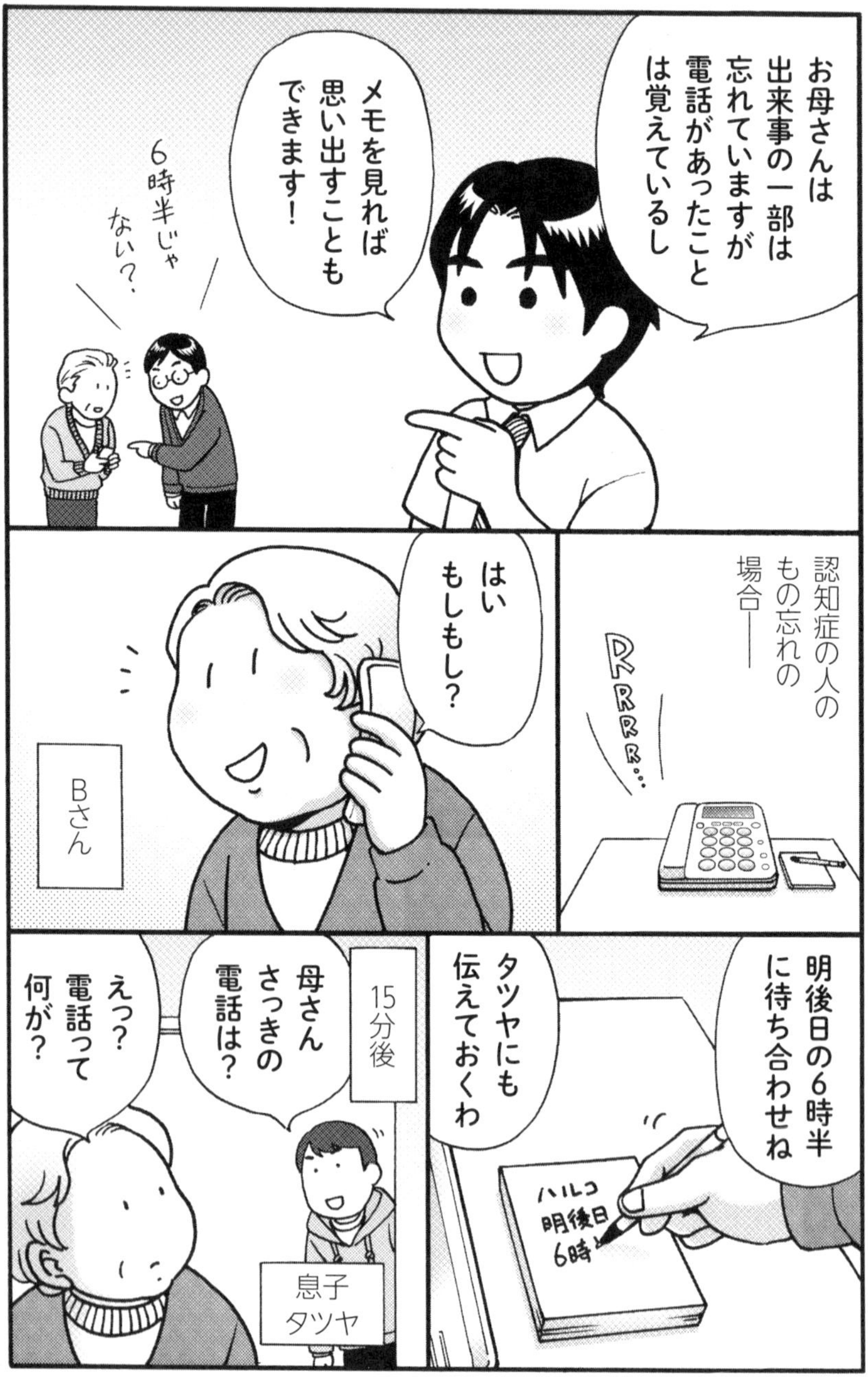
お母さんは出来事の一部は忘れていますが電話があったことは覚えているし
メモを見れば思い出すこともできます!
6時半じゃない?
認知症の人のもの忘れの場合——
RRRR…
はい もしもし?
Bさん
明後日の6時半に待ち合わせね
タツヤにも伝えておくわ
ハルコ
明後日
6時
15分後
母さん さっきの電話は?
えっ? 電話って何が?
息子 タツヤ

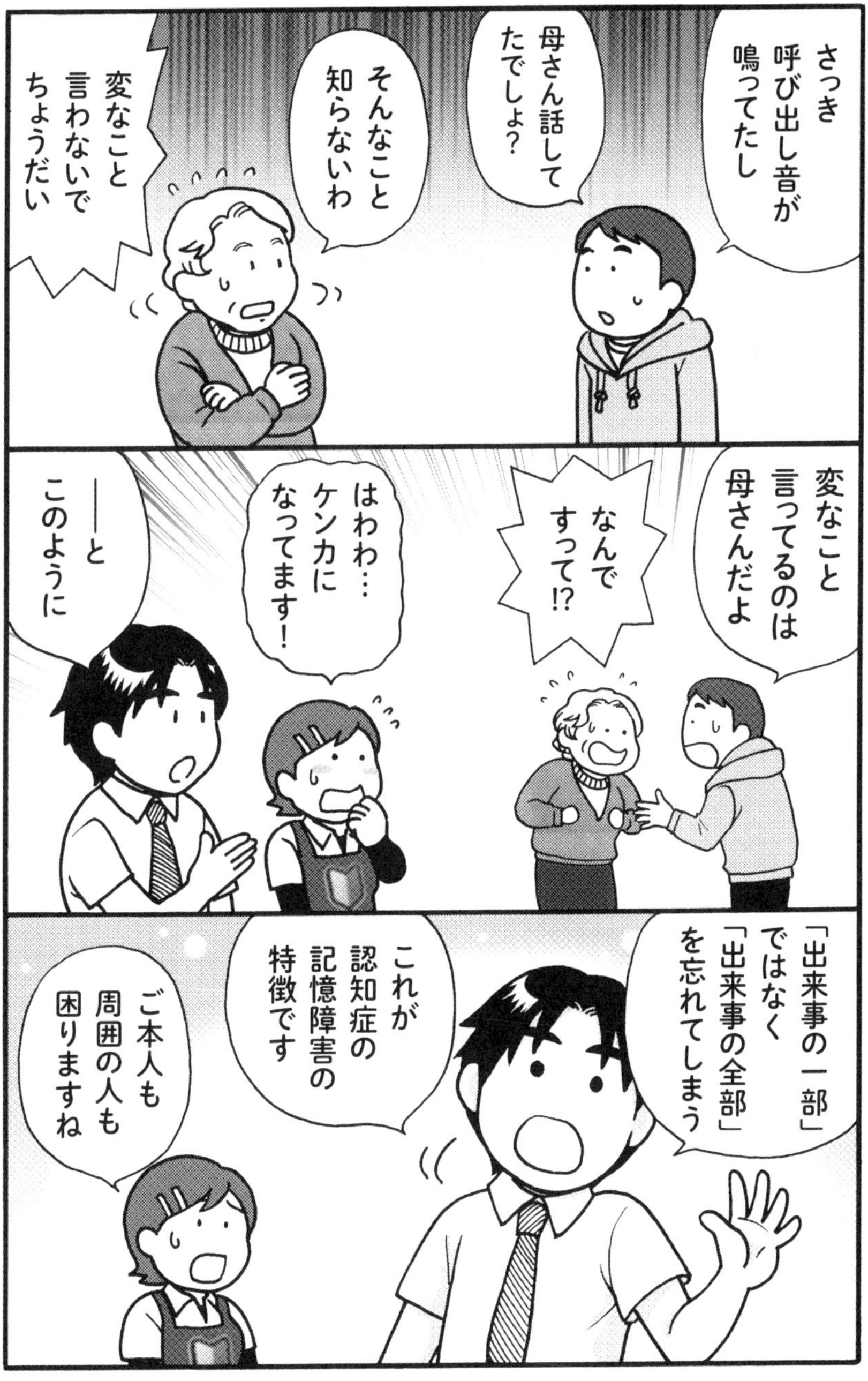
さっき呼び出し音が鳴ってたし
母さん話してたでしょ？
そんなこと知らないわ
変なこと言わないでちょうだい
変なこと言ってるのは母さんだよ
なんですって!?
はわわ…ケンカになってます！
――とこのように
「出来事の一部」ではなく「出来事の全部」を忘れてしまう
これが認知症の記憶障害の特徴です
ご本人も周囲の人も困りますね

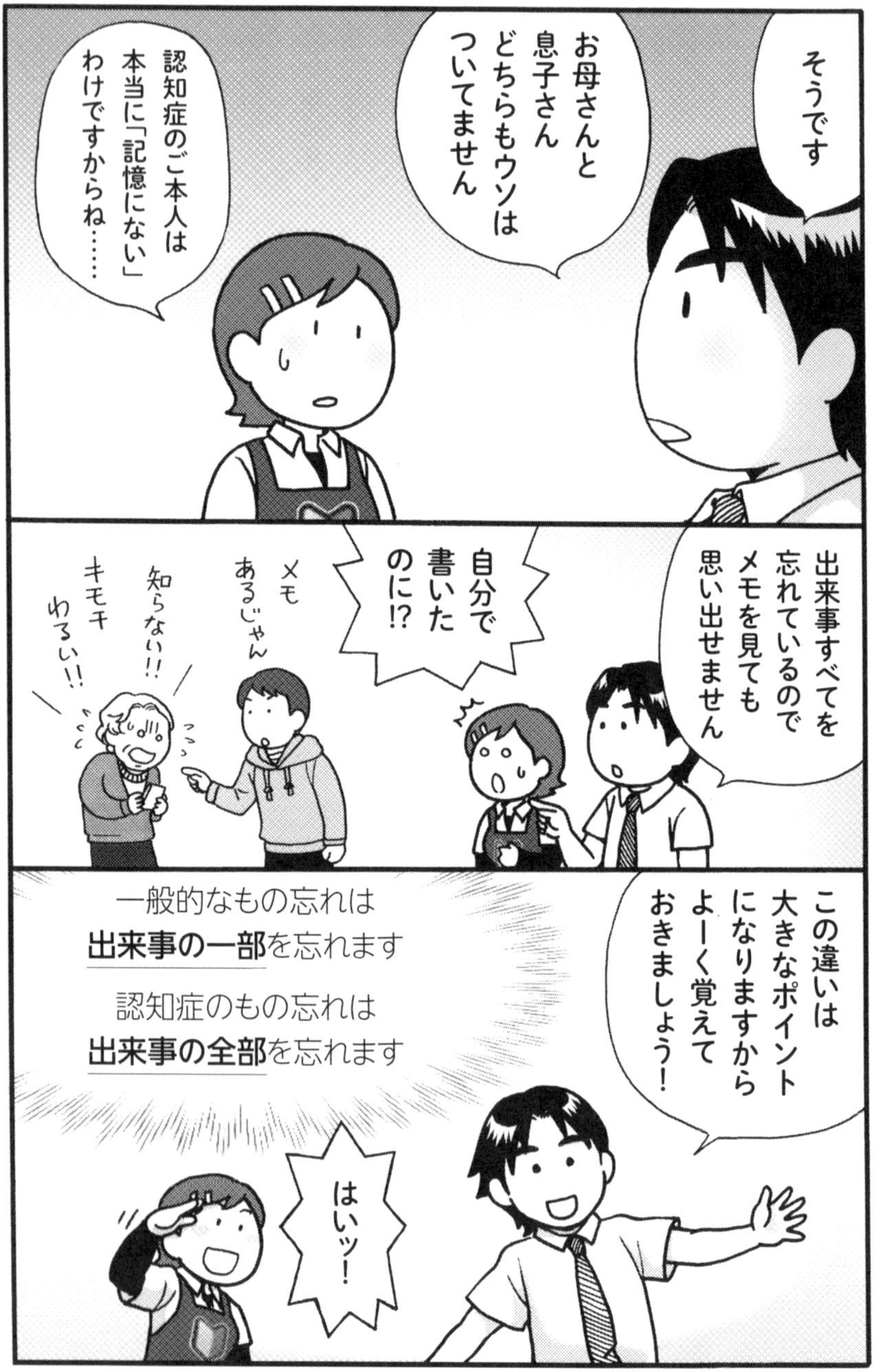
そうです
お母さんと息子さんどちらもウソはついてません
認知症のご本人は本当に「記憶にない」わけですからね……
出来事すべてを忘れているのでメモを見ても思い出せません
自分で書いたのに!?
メモあるじゃん
知らない!!
キモチわるい!!
一般的なもの忘れは
出来事の一部を忘れます
認知症のもの忘れは
出来事の全部を忘れます
この違いは大きなポイントになりますからよーく覚えておきましょう!
はいッ!

誰でも歳《とし》をとると、忘れっぽくなりますよね？

つまり加齢とともに記憶力が悪くなるわけです。私のまわりにもそんな人はたくさんいます。それはなぜかというと、大脳が老化するからです。

では大脳の老化とはなんでしょうか。

簡単に言うと、脳細胞が寿命をむかえて減ることです。

私たちの脳には、大脳だけで１４０億個くらいの脳細胞があると言われています。この脳細胞が、20歳を過ぎたころからは脳全体で一日に約10万個ずつ減るそうです。

そして、脳細胞の減少が普通以上の速度で進むのが認知症です。認知症の人は、一日に10万個どころか、１００万個とか１０００万個といったような勢いで脳細胞が減ってしまうと言われます。

ここまで挙げた数字には諸説あり、そもそも脳にはもっと多くの脳細胞がある、という人もいれば、ある年齢を過ぎると脳細胞の減少スピードは落ちる、という人もいます。ですが、いずれにしても、

認知症の人は、健康な人よりも脳細胞の減少が急速に進む

このことは確かだと考えられているわけです。

脳細胞が減った結果、認知症の人の脳は小さくなってしまいます。お医者さんはこの現

象を「脳が萎縮する」と呼んでいます。

私たちの脳の重さは、だいたい1・2～1・5㎏ぐらいだと言われています。ところが認知症の人の脳の重さを死後に量《はか》ってみると、900gぐらいしかなかった、という報告もあるほどです。

こんなふうに、病気によって脳細胞が急激に減ってしまうため、生活に支障が出るほどのもの忘れ、すなわち「記憶障害」が起こるのです。

前章で、ご飯を食べた直後に、

「ご飯まだできないの？　食べてないんだけど」

とお嫁さんに言う認知症のおじいさんが出てきました。このおじいさんは〝ご飯を食べたこと自体〟を忘れてしまっていたわけですね。

だからお嫁さんの「今つくってる」というウソが、本人にとっては納得して待つ理由になったんです。

✚ 認知症のいちばんの特徴は「記憶障害」

とはいえ、認知症になったからといって、いきなり「何もかも忘れる」状態になるわけ

老化による記憶力の衰え

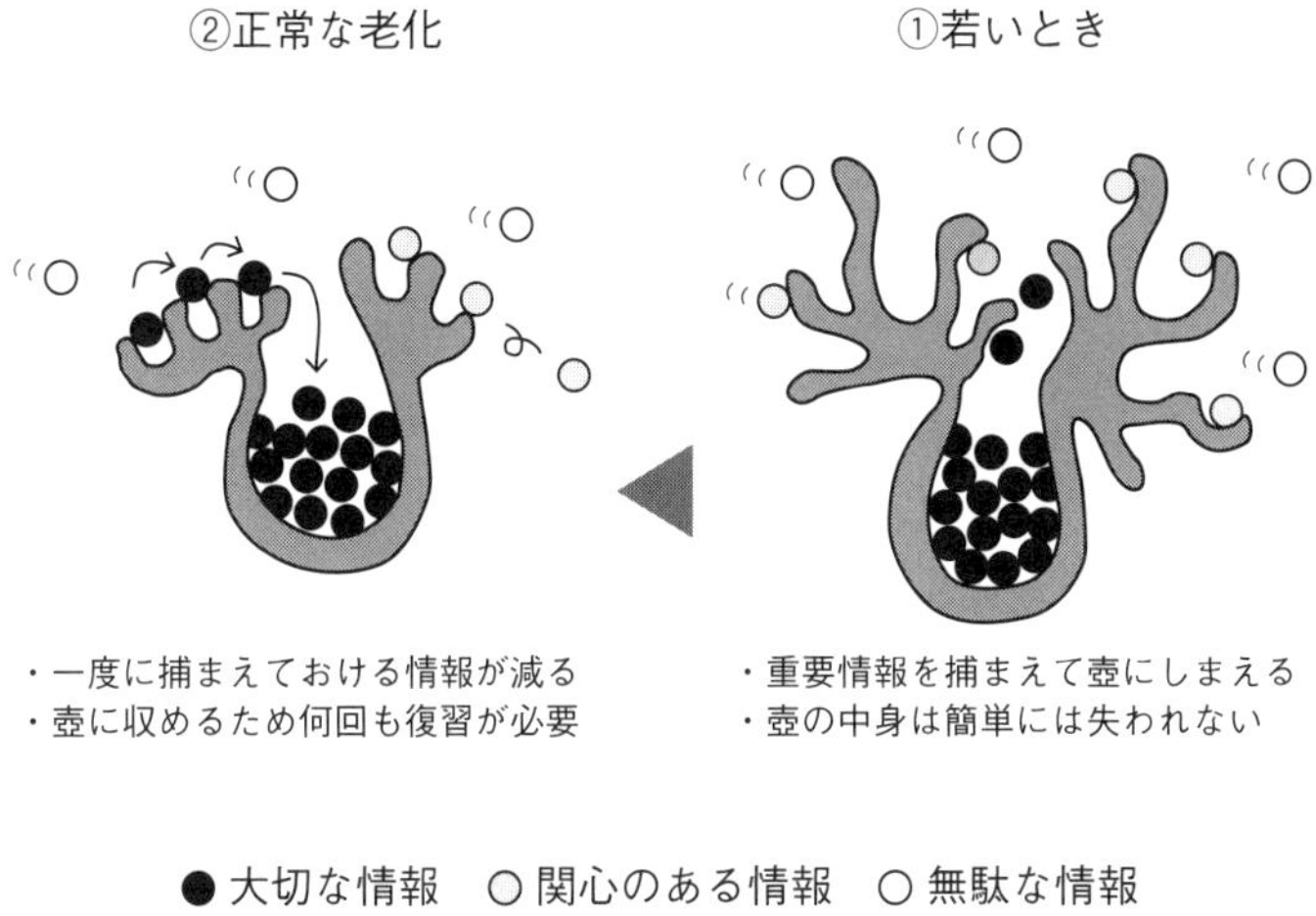
①若いとき
・重要情報を捕まえて壺にしまえる
・壺の中身は簡単には失われない
②正常な老化
・一度に捕まえておける情報が減る
・壺に収めるため何回も復習が必要
● 大切な情報　◎ 関心のある情報　○ 無駄な情報

ではありません。

本書の冒頭で「認知症は、進行する病気」だと書きましたが、記憶障害は進行につれて障害される内容に変化がみられます。

精神科医の齋藤正彦先生は、このことを上のような絵で表現しています。*

このイソギンチャクのような絵は、記憶をためておく場所（海馬）をイメージした「記憶の壺」です。

私たちは、若いころはいろいろなことを覚えることができます。イソギンチャクも活発に動いています（①若いとき）。

それが、歳をとるとどうなるでしょうか。覚えるのに手間がかかるようになります。イソギンチャクの元気が、少しな

＊齋藤正彦『親の「ぼけ」に気づいたら』（文春新書）をもとにまとめ、イラストは同書より引用（イラスト制作：さくら工芸社）

アルツハイマー型認知症になると

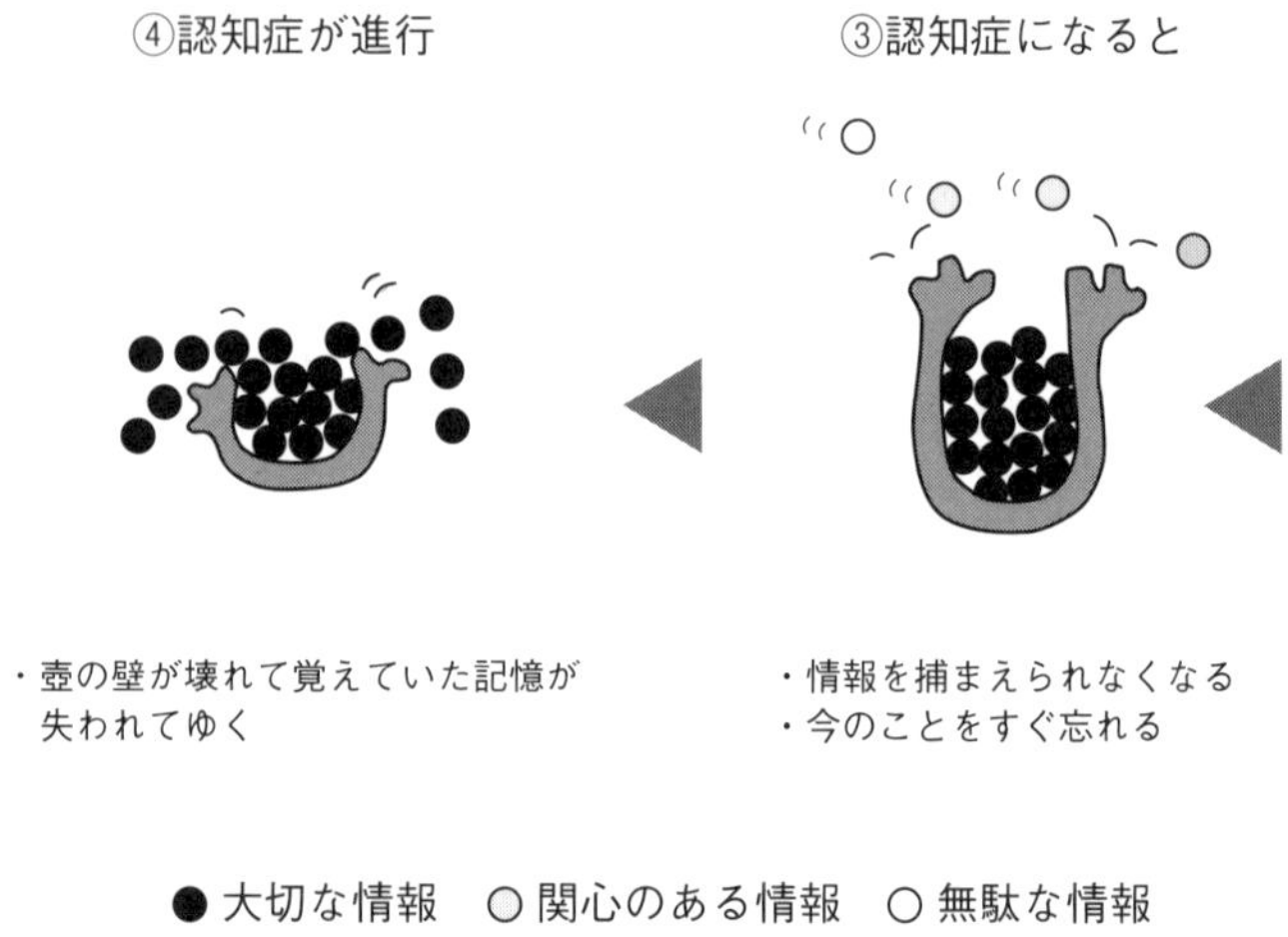
③認知症になると
・情報を捕まえられなくなる
・今のことをすぐ忘れる
④認知症が進行
・壺の壁が壊れて覚えていた記憶が
失われてゆく
● 大切な情報　◎ 関心のある情報　○ 無駄な情報

くなってくるわけです。これが「老化」です（②正常な老化）。

さらに認知症になると、どうなるでしょうか。初期のころはまず、記憶を頭に蓄えるのが難しくなります。すぐ忘れて覚えられない状態になっていくのです（③認知症になると）。

そしてさらに進行すると、覚えられなくなるだけでなく、「覚えていたことも忘れる」状態になります（④認知症が進行）。

あらためて手短にまとめると、最初は「すぐ忘れて覚えられなくなる」ことから始まり、やがて「覚えていたことまで忘れる」ようになるわけです。

これがアルツハイマー型認知症の記憶

障害ですが、大切な点が一つあります。

認知症になると、確かに「新しい情報や体験」は、記憶に残らなくなります。ですが、**初期のうちであれば、家族や友人のこと、昔の思い出、生活の知恵などの大切な記憶は、その大部分がまだしっかり残っている**のです。

健康情報に敏感な方は、次のように恐れていることがあります。

〈認知症になると、家族のことがわからなくなる〉
〈認知症の人は、自分の家のなかでも迷う〉
〈認知症の人は、変なものを食べてしまう〉

つまり、大切なことまで全部忘れてしまう――そんなイメージをお持ちなんですね。

でも、そこまでの症状が必ず出るとは限りませんし、出るとしても認知症の中期以降に現れるものなんです。

初期のうちに「適切な関わり」ができていたおかげで、もの忘れ程度で天寿を全うされる高齢者もたくさんいます。また、中期にさしかかっても周囲が上手に接してくれるので、症状があってもそれほど困らず生活できている方もいます。

だから、認知症と聞いて恐怖を感じる必要はないんです。みんなが正しい知識を身につけ、上手に関わればいいのですから。

＋生きていくためには記憶が欠かせない

話をもとに戻して、記憶障害の説明を続けましょう。

私がなぜ、記憶障害の話にこだわるかというと、「記憶」が私たちの生活のなかで大きな役割を果たしているからです。

記憶が行動につながる仕組みを振り返ると、その重要性がわかります。

私たちの脳のなかでは、大雑把にいうと次のような4つの役割分担ができています。

おでこのあたり（前頭葉）は、計画を立てる働きをしています。
耳のあたり（側頭葉）は、記憶をするところです。
頭の後ろのほう（後頭葉）は、ものを見る働きをしています。
頭のてっぺん（頭頂葉）は、認識をするところです。

次にその4つがどんな働きをしているのか、「ペットボトルのお茶を飲む」という行為を例に説明してみましょう。次ページの図を見てください。

飲むという行動に出るまでの間に、脳のなかでは次のようなことが起こっています。

脳の各部分の役割

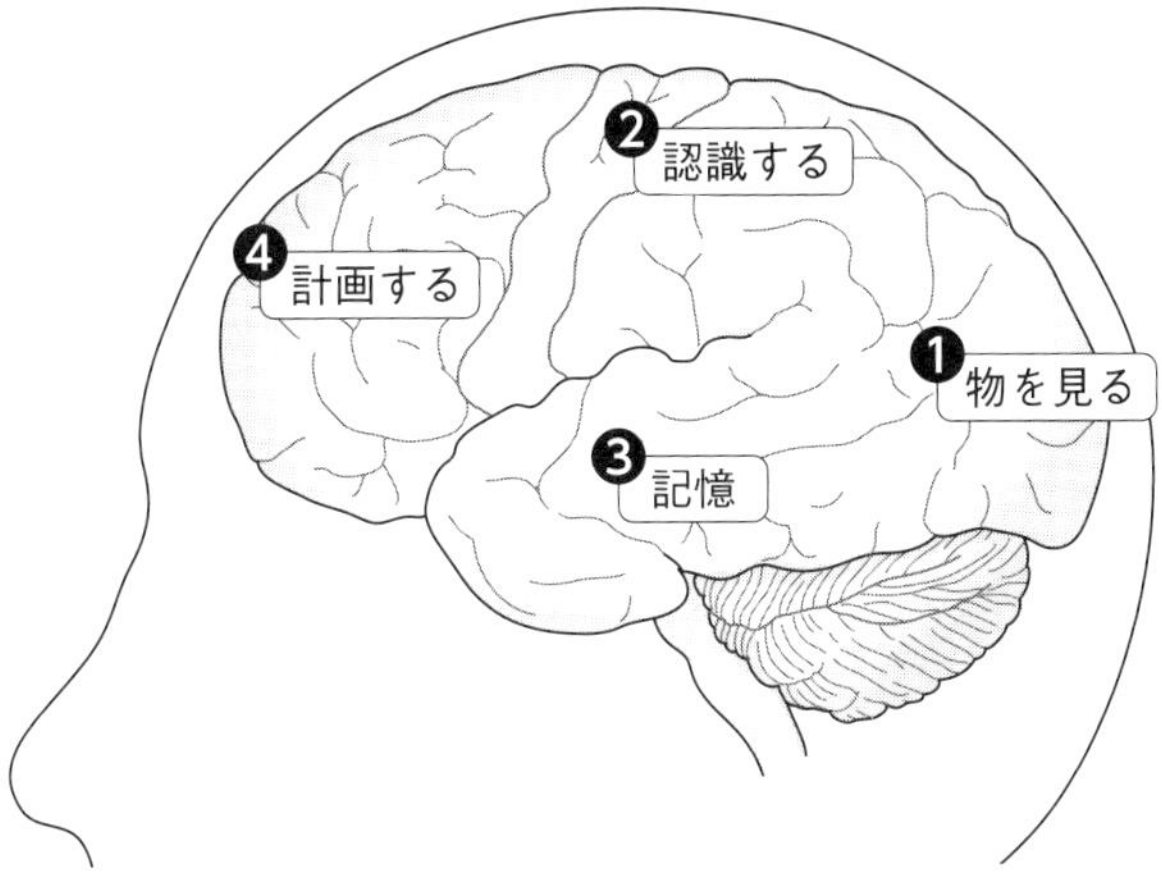

❸の記憶を司るのが「海馬」という器官だが、実際には脳のもっと奥にある
（イラスト制作：さくら工芸社）

まず、目にペットボトルの〝映像〟が入ると、それが❶脳の後ろ（後頭葉）に送られます。

次に、❷脳のてっぺん（頭頂葉）で「これは何だろうか」と考えます。

このとき、私たちは見ているものが何かを認識するため、❸記憶を頼りにします。つまり「記憶に聞く」ことをしているのです。

誰でも、過去にペットボトル入りのお茶を見た記憶があるでしょう。それと照らし合わせることで初めて、私たちは「これはお茶だ」と正しい認識ができるのです。

しかし、「お茶」とわかっただけでは、まだ飲むことはできません。今度は、❹おでこの部分（前頭葉）が「さあ、どうやったら飲めるのか？」と飲む計画を立てます。

このとき人は、また❸記憶に聞く作業をします。過去にキャップを開けて飲んだ経験を記憶しているから、「キャップを開けて飲めばいい」とわかるのです。

以上のようなことを、私たちは意識せずに行うことができます。だから、「飲みたい」と思ったら、その瞬間にお茶を手に取り、当然のようにキャップをひねって開け、口をつけて飲むことができるわけです。

あらためて見てもらうとわかりますが、ペットボトルには、

「まずキャップを開けてください」

「開けるときはひねってください」

なんて説明が大きく書いてあるわけではありません。にもかかわらず私たちがお茶を飲めるのは、無意識に記憶と照らし合わせているから、なのです。

＋「忘れる」からできなくなる

記憶の大切さがわかったところで、仮に私たちが「お茶」という言葉や、「お茶のペッ

トボトル」の記憶、あるいは「ペットボトルを開けて飲む方法」の記憶をなくしてしまったら何が起こるか、想像してみましょう。

- 飲みたいものがあるのに言葉で伝えられない
- のどが渇いているのに、お茶と認識できないで素通りしてしまう
- ペットボトルを手に取ったはいいが、キャップの開け方がわからない

こんな問題が起こってもおかしくありません。

「もの忘れ」すなわち記憶障害がもとになって、さまざまな問題が派生してくるわけです。これが認知症の「症状」です。

症状のうち、記憶障害と、それに直接起因するいくつかの障害は、まとめて認知症の「中核症状」と呼ばれます。このあともたびたび出てきますので、代表的な中核症状をもう少し詳しく紹介しておきましょう。

●失語＝物の名前が出てこない

たとえばお茶だとわかっているのに「お茶」という言葉を忘れてしまって出てこないため「あれ」「それ」と言ってしまうような状態です。

●失認＝見えているのに、目の前の物が何か認識できない

視覚に異常がないのに「ペットボトルのお茶」だとわからない場合がこれにあたります。

●失行＝体に不自由がないのにうまく行為ができない

たとえば指先にマヒがないのに、どうすればいいかわからず、ペットボトルをうまく開けられなかったら、行為を失った「失行」の状態と呼ばれます。

●実行機能障害＝物事を進める手順がわからない

ペットボトルのお茶を飲むには、「①手に取る→②キャップを開ける→③口をつける」という段取りが必要です。たとえば①はできたのに②を忘れて飛ばしてしまい、キャップを開けずに口をつけてしまった状態がこのように呼ばれます。

●見当識障害＝時間や空間の感覚が混乱する

今がいつで、ここがどこなのかわからなくなってしまう状態のことです。「変化が多いもの」から順にわからなくなるのが特徴です。

最初は日時がわからなくなる（刻々と変化していくため）

次に場所がわからなくなる（日時ほど速くはないが、風景も変わっていくため）

ずっとあとで人がわからなくなる（人の容貌などはゆっくりとしか変わらないため）

という具合に進んでいきます。

＋「バカになった」というのは大間違い

認知症になった人はしばしば、私たちから見ると「不可解なこと」をしてしまいます。

たとえばご飯を食べたのに「食べていない」と言ったり、同じことを何度も尋ねたり、トイレ以外の場所で排泄《はいせつ》してしまったり、食べられないものを食べたり、服を上手に着られなかったり、お風呂に入らなかったり、洗濯機や炊飯器が使えなかったり……。

認知症の「中核症状」に対して、こういう言動は、専門的には「行動・心理症状（ＢＰＳＤ）」もしくは「周辺症状」と総称されていて、それぞれの行動は「食行動異常」「異所排尿」「妄想」「不潔行為」……などと呼ばれることがあります。

ＢＰＳＤとは、英語の「Behavioral and Psychological Symptoms of Dementia（認知症にともなう行動・心理症状）」の頭文字を組み合わせた略語ですが、かつては「問題行動」と呼ばれていました。

介護している人が困るから「問題行動」なのですが、現在ではこの言葉は使われず、「行動・心理症状」と呼ぶようになりました。介護している人の立場ではなく、認知症の人の視点に立って物事を見よう、という意識が社会のなかで強くなってきたからです。

「認知症」という言葉も、それほど古くからあったわけではありません。15年ほど前までは「痴呆症《ちほうしょう》」と呼ばれていました。

辞書などで調べればわかりますが、「痴呆」とは「おろか、ばか、ばか者」という意味です。つまり、かつては「認知症の人はバカ」と思われていたのです。

「ボケたら何もわからなくなるから、本人は幸せだ」

こんな言葉を、聞いたことがある人もいるでしょう。大きな間違いです。

それどころか、認知症の人にも、わかることがたくさんあるのです。

だから「不可解なこと」をしてしまうのです。

＋「不可解な行動」は環境に適応しようとした結果

クリスティーン・ブライデンさんという方をご存じでしょうか。

彼女は、46歳でアルツハイマー型認知症と診断され、認知症がまだ「痴呆」と呼ばれていたときに、当事者として公の場で初めて、自身の病気について語った方です。

このブライデンさんが、2003年に放映されたNHKのテレビ番組『クローズアップ現代〜痴ほうの人・心の世界を語る〜』で、BPSDについて次のように説明しています。

「介護者にとっての問題行動は、認知症の人にとっては適応行動である」

「私たち（認知症の人）は環境に適応しようとしている。その環境は、まわりがつくりだしたものである」

「痴呆」を認知症と言い換えて要約しました。少し補足すると、この「まわり」というのは、〝認知症ではない人たち〟のことも含めた周辺の環境全部のことです。

はたして、ブライデンさんは何を言いたいのでしょうか？

私なりにさらに言い換えると、次のようになります。

認知症の人は、まわりに合わせて行動しようとしています。

でも、うまくいかないだけなのです。

どういうことなのか、具体例をあげて見てみましょう。

ケース ゴミ箱に放尿してしまった男性

ある日のこと。認知症のホリエさんという男性が、自宅のなかをウロウロ歩き回っていました。やがて部屋の隅に置いてあった黒いゴミ箱に目を留めます。そしておもむろにゴミ箱に近づいたかと思うと、そのなかに排尿してしまいました。

「異所排尿」と呼ばれるBPSDが起こったわけです。

ここでホリエさんの立場になって考えてみましょう。それがケアの大原則だと、第1章で確認しましたよね。

ホリエさんは排尿したわけですから、〈おしっこがしたいなあ〉と思っていたはずです。〈おしっこがしたい〉とき、人は何をするでしょうか。当然、トイレを探します。ホリエさんもそのようにしたわけです。だから歩いていました。

このとき、たまたま黒いゴミ箱が目に入りました。

ゴミ箱を見たホリエさんは、頭のなかで〈これって、何だろうか?〉と考えます。自分の記憶に聞いてみたわけです。

ところが記憶障害が進行していて、覚えていたはずの「ゴミ箱」というものを忘れていました。そのため「目の前にあるものがゴミ箱だ」ということがわかりません。

しかし目の前にあるので、〈何だろう？〉とさらに一生懸命考え続けます。

私たちだって、家に見慣れない物があったら、〈これって何だろう〉と考えるでしょう。それと同じことをしたのです。

考え続けたホリエさんは、ゴミ箱をこう認識しました。

〈黒くて穴が開いているぞ……。そうだ、これは便器だ！〉

これは、目が見えているのに正しく認識できなかった、いわゆる「失認」の症状です。

私たちから見ると明らかに間違った認識ですが、その認識のまま、脳のなかでは次の段階へと進んでいきます。

ホリエさんの脳は記憶に照らし合わせ、今度は「おしっこの仕方」を計画します。

幸いにも「おしっこの仕方」は覚えていました。ズボンのファスナーを開けて、きちんと用を足せました。排尿の仕方は私たちと何ら変わりません。

ホリエさんの「おしっこの仕方」は間違っていませんが、ゴミ箱を便器、すなわち用を足せるトイレだと誤解したため、結果として出てきた行動は、周囲が「何してるの！」と言いたくなるような「おかしな」ものになってしまったのです。

まとめると、一連の行動は次のようにとらえられるのです。

ホリエさんが考えたこと

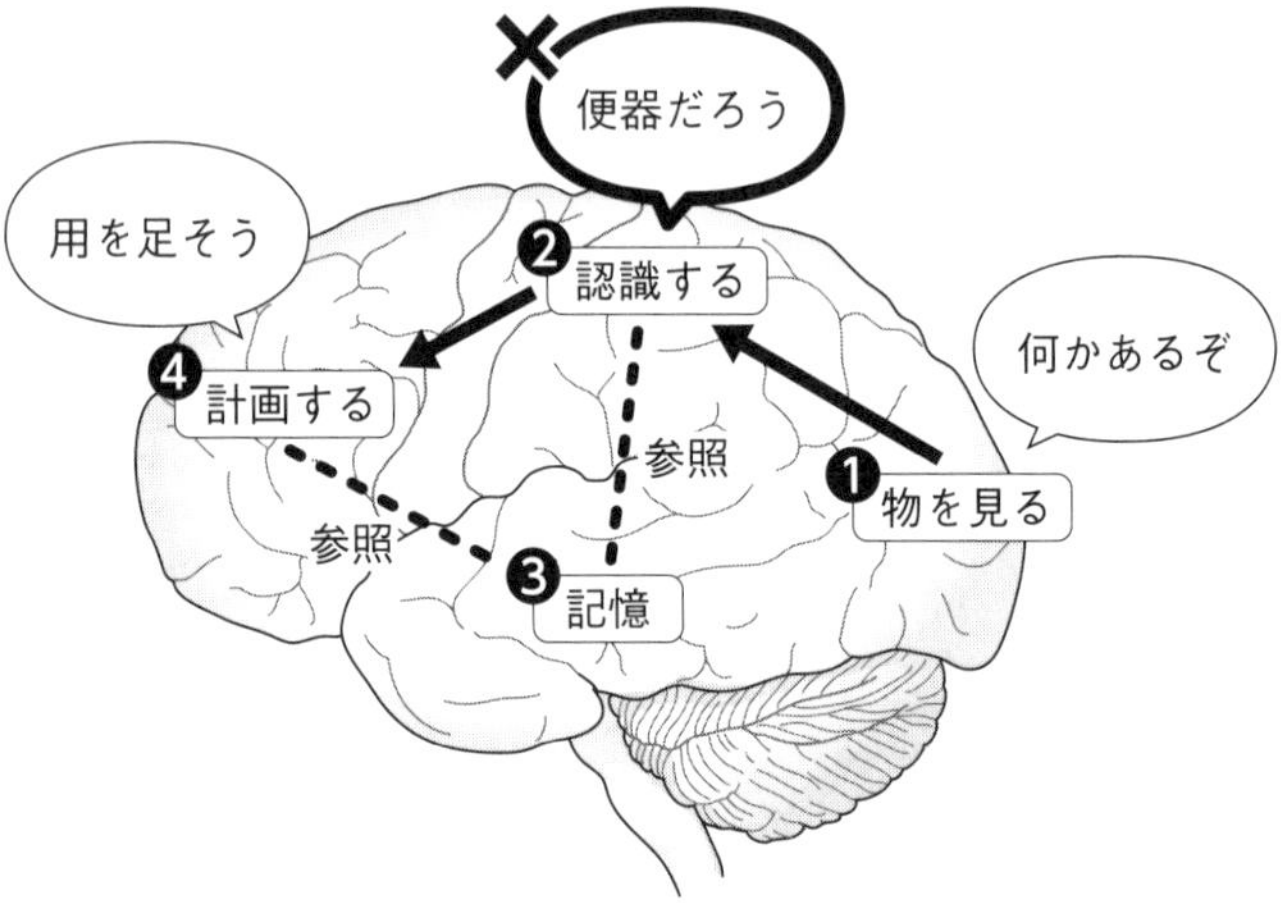

★ホリエさんは×印のところでつまずいてトイレに失敗した

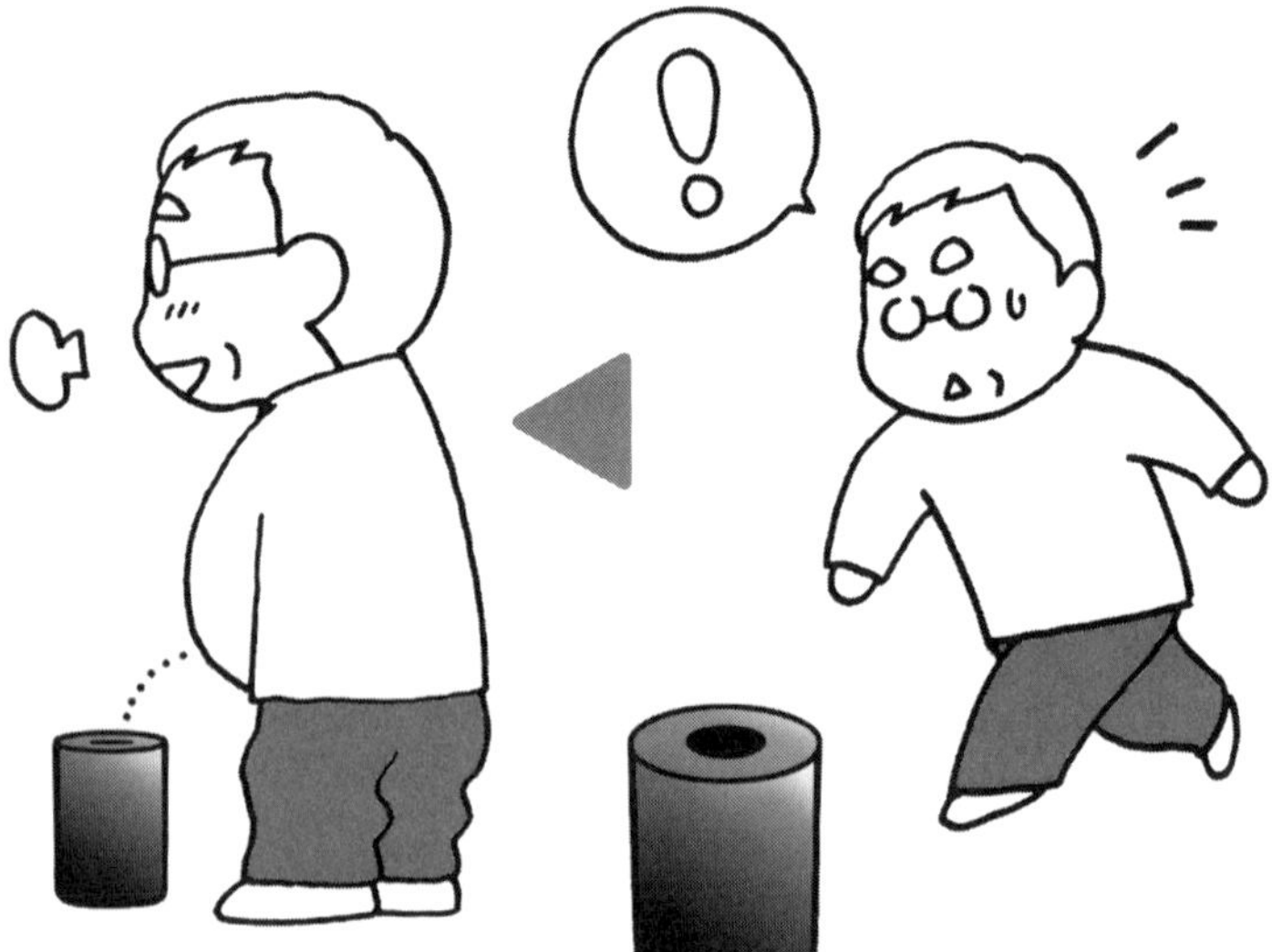

ホリエさんは記憶障害で物事がわかりにくくなっていた。家のなかをウロウロ歩き回っていたのは、用を足したくなってトイレを探していたからだ。そして、ふと目についたゴミ箱を便器と勘違いした結果、そこに排尿してしまった。


排尿はトイレでするのが生活上の〝ルール〟です。私たちは、そんな環境をつくり、生活しています。ホリエさんにも、それがよくわかっていました。

だからその環境に合わせようとしたのですが、「失認」という認知症の症状のため、うまく合わせられなかったのです。

ケース セーターをうまく着られなかった女性

もう一つ、私が実際に接した、認知症のヤマモトさんのケースをあげたいと思います。

寒い冬の日、ヤマモトさんがセーターを着ようとしています。自分でタンスから取り出し、広げて頭を裾に入れました。

ところが、そのあとがうまくいきません。セーターの首の穴に腕を通してしまい、どうしても着ることができないでいました。

ヤマモトさんは体にマヒなどの不自由はありません。それなのに、なぜ服を着られないのでしょうか。そこに至るまでの過程を想像してみましょう。

ヤマモトさんはなぜ、タンスからセーターを出すことができたのでしょうか。それは「セーター」の記憶が残っていて、「セーター＝着るもの」「着るもの＝タンスから出す」のだと正しく認識できていたからです。

つまり、セーターそのものは正しくわかっていたし、衣類が置いてある場所もわかっていた、ということですね。

この認識にもとづいて、ヤマモトさんの脳はセーターを着るための計画を立てます。

〈これって、どうしたら着られるだろう？〉

そう記憶に聞いてみたわけです。

ところがここで問題がありました。記憶障害のため、ヤマモトさんは「セーターの着方」を忘れていたのです。

だから、どの穴に体のどの部分を通せば正しく着られるのか、わかりません。

結果、せっかく正しく開始された行為が「不可解な行動」になってしまったのです。

よく見てほしいのですが、セーターのような服は、裾からかぶらないと着られません。

さらに「頭を通す穴」「左腕を通す穴」「右腕を通す穴」と決まっていて、それに「合わ

ヤマモトさんが考えたこと

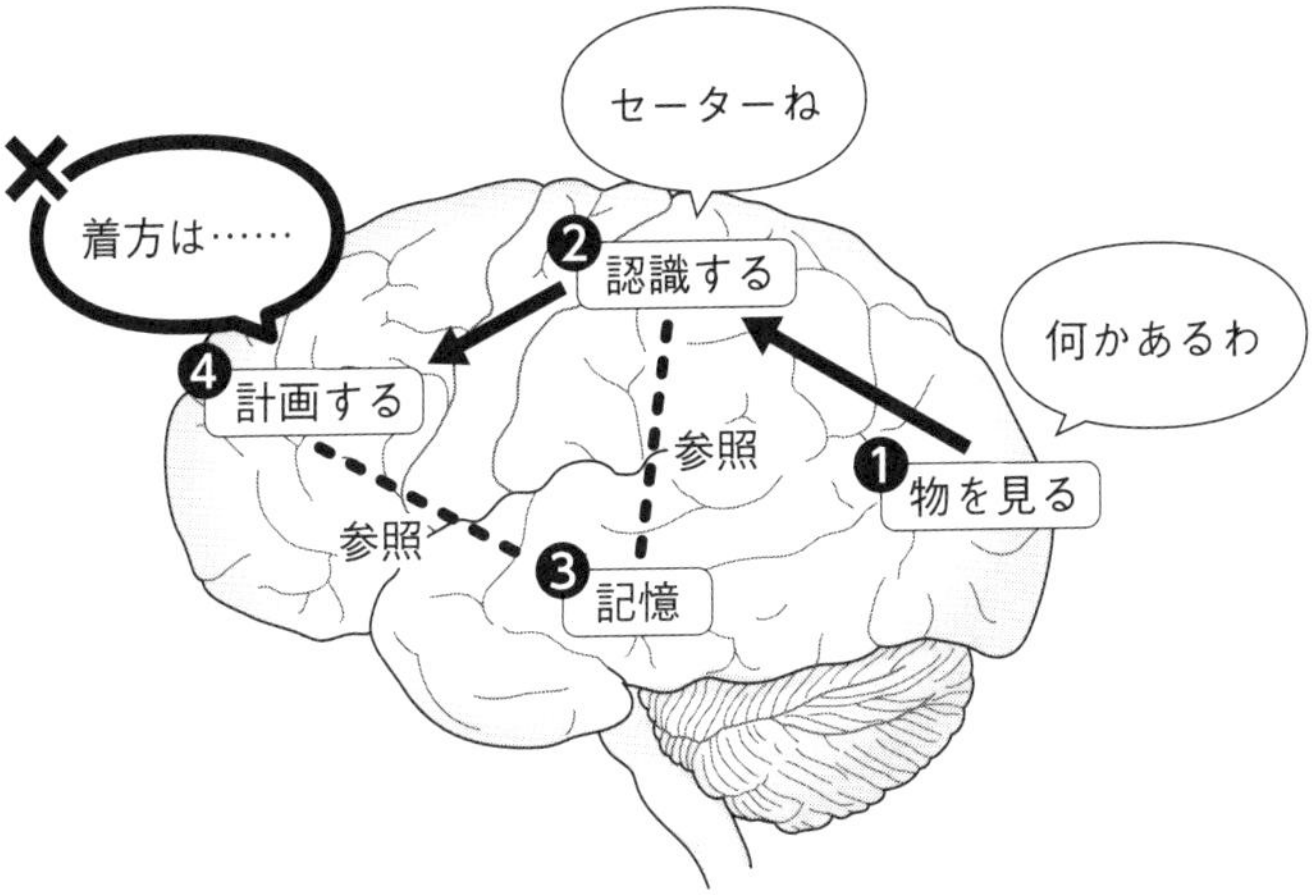

★ヤマモトさんは×印のところでつまずいて着られなかった

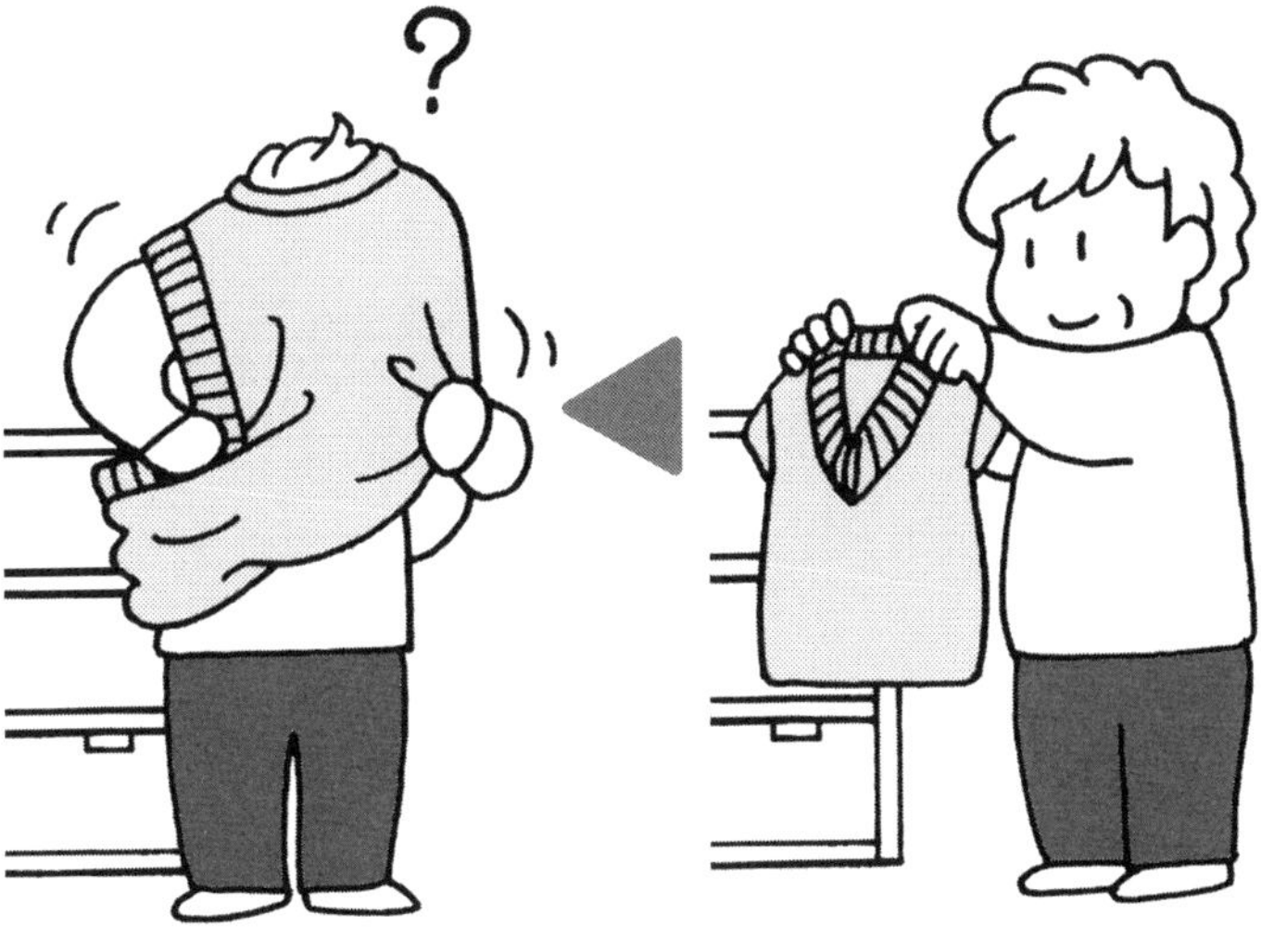

せる」、すなわち適応しないと、正しく身に着けられないようになっています。

ヤマモトさんはこのような環境のなかで、何とかセーターを身に着けようとしていました。環境に適応しようとしていたのです。ところが認知症でセーターの着方を忘れていたため、うまく着られなかったというわけです。

＋「わかること」がたくさんあるから失敗していた

以上2つの例から、こういうふうに言えるでしょう。

認知症になると、何もわからなくなるのではない。
わかることもたくさんある。
だから問題が起こってしまう。

ホリエさんは「おしっこの仕方」がわかっていました。
ヤマモトさんは「セーター」だと認識できていました。
でも、認知症の記憶障害のためわからないこともありました。

ホリエさんは「排尿していい場所」「ゴミ箱」といったことが、ヤマモトさんは「セーターの着方」がわからなかったのです。

その「わからないこと」が原因で、行動が不可解なものになってしまったのです。

私たちが普段何気なく、当たり前にしていることは、たいてい、かつて「やったことがある・見たことがある」ことです。

つまり、記憶にあってわかるから、スムーズにできるのです。

逆に「記憶にないもの・知らないもの」がいきなり目の前に現れ、それでも何かしなければいけないとき、私たちはどうするでしょうか？

とりあえず何かしら自分で判断して、行動する（＝環境に適応する）のではないでしょうか。すると、うまくいくこともありますが、失敗することも多々あるでしょう。

認知症の場合、その「環境に適応しようとして失敗した行動」がＢＰＳＤと呼ばれているわけです。

56ページに書きましたが、認知症になると最初は覚えられなくなり、さらに進行すると覚えていたことを忘れるようになります。

でも、どの記憶が失われるかは、誰にもわかりません。

いくつ記憶をなくすか、本人が選べるわけでもないのです。

ホリエさんは、トイレは失敗しましたが、セーターは着られるかもしれません。ヤマモトさんは、セーターの着方は忘れていましたが、トイレには問題なく行けるかもしれません。

そんなふうに、「わからなくなること」は人それぞれ違うのです。そして、記憶の失われ方によって、症状が変わってきます。

さらに、失語・失認・失行・実行機能障害などのうち、どれか一つが起こるだけの人もいれば、複数起こる人もいます。

この章でははっきり「失認」「失行」とわかる例を取り上げましたが、以上のような理由から、認知症の症状には個人差が出やすいのです。

＋フリーズする原因も記憶障害

ここで注意してほしいことが一つあります。認知症の人は「不可解な行動をする」のとは逆に、記憶障害のせいで「行動できない」場合もある、ということです。

一昔前、テレビで『ビューティフルレイン』というドラマが放送されました。若年性認知症の父親が主人公のストーリーです。俳優・豊川悦司さんが父親を、芦田愛菜さんが娘を演じていました。このドラマのなかに、こんな場面があります。

外出先で父親が娘に尋ねます。

「何か買ってきてやろうか？」

娘が「オレンジジュース」と答えたので、父親は、「じゃあ、ここで待ってろ」と娘に伝えて、自動販売機のほうへ向かいました。彼は若年性アルツハイマー病ですが、「自動販売機でジュースが買える」ということは理解できています。

自動販売機の前に立った父親は、目的のものがあるかどうか探します。そしてオレンジジュースを見つけます。続いて腕を伸ばして、指で自動販売機に触れるのですが、次の動作に移ることができません。不思議に思って近寄ってきた娘に、父親が聞きます。

「これ、どうやって買うんだっけ？」

そう、父親は、次の手順を忘れてしまったのです。しかし娘はあわてず、

「お金かして」

と言って硬貨を出してもらい、

「ここにお金を入れて……、オレンジジュースのボタンを押す」

と、声をかけて一つひとつ教えていきました。

父親は、自動販売機で飲み物が買えることはわかっていました。商品のなかから、どれが必要な物か判断することもできました。

でも、買い方がわからなかったのです。

これは手順がわからなくなる「実行機能障害」ですが、このとき娘が声をかけなかったら、父親は混乱して立ち尽くしたままになっていたかもしれません。

実行機能障害が起こると、周囲の人には、「認知症の人が落ち着いている」ように見えることがあります。

でも、それは表面上のこと。心のなかでは、

〈何をしていいかわからない〉

〈次、どうするんだっけ〉

などと困惑しているかもしれません。そしてそれは、本人にとってはとても苦しい状態なのです。

でも、内心どんなにつらい思いをしていても、周囲から見ると苦しそうには見えないこともあります。そんなところにも、認知症の人が抱える「生活のしづらさ」があります。

要介護度でいうと「1」くらいの、認知症がそれほど進んでいない人にも、実行機能障

害が出ることがあります。そんな人が黙って椅子に座っているのを介護者が見て、

〈あの人、さっきからずーっと落ち着いてるよね〉

と喜ぶのか、

〈あの人、何したらいいかわからないから、座っているのかな〉

と気にかけるかによって、私たちの関わり方は大きく変わってきますし、その結果、本人の生活も大きく変わることになります。

「わからないなら、本人が誰かに尋ねればいいじゃないか」

そう考える人もいるでしょう。

しかし、ここで認知症の中核症状のなかに「失語」、つまり言葉が出にくくなるという症状があったことを、あらためて思い出してください。

「わからないけど、その状態を表現する手段を忘れている」という可能性だってあるわけです。

もしかしたら、あなたのそばにも「認知症だけど落ち着いている人」がいるかもしれません。でもその人は、苦しい思いをしているのにそれを伝える手立てすら失っている――そういうことも考えられるのです。

だから放っておかず、私たちのほうから「関わる」のが大事なのです。

認知症ケアの豆知識②

ヒントで思い出してもらうのは、いい？　悪い？

私たちは、ちょっともの忘れをしていても、他の人から「ほら、あれ」などとヒントをもらうと、思い出すことができたりします。

認知症の人も、ちょっとしたヒントで思い出して、それによって不安が解消されることがあります。だから、「ヒントを出してください」と勧める専門家もいます。

その一方で、ヒントを出しても思い出せないので不安になり、その場を取り繕う人もいること、そしてそこに潜む問題点については、すでに本文で説明しました。

結局のところ、介護者は会話のなかでヒントを出したほうがいいのでしょうか？　それとも、やめておいたほうがいいのでしょうか？

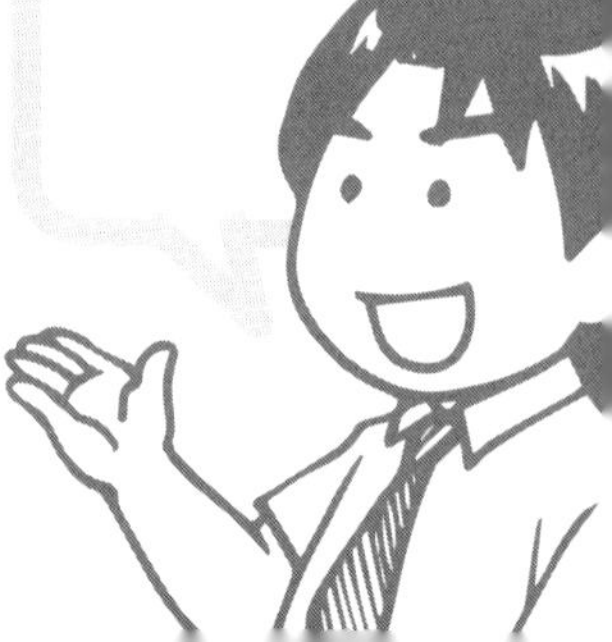

高齢者の認知症は、その6割以上がアルツハイマー型認知症ですが、このタイプの認知症の場合は、症状がどこまで進んでいるかによって変わります。

初期のアルツハイマー型認知症の記憶障害は、普通の老化によるもの忘れより少し進行した程度の状態です。

そういう方の場合は、「介護者がヒントを出して、忘れていることを思い出してもらったほうがいい」と勧める専門医の先生が多いです。

「思い出そう」と頭を働かせることが脳へのいい刺激になりますし、実際に思い出せる場合も多いからです。実際に思い出せれば、お年寄りが「私はまだ大丈夫」と自信を持つことにもつながります。

ところが、アルツハイマー型認知症が進行し、中期以降の状態にさしかかった人の場合は、ヒントを出さないほうがいいのです。

中期以降にさしかかった人は、思い出そうとしても思い出せません。でも、ヒントを出されたら「そうそう、そうだったわ」などと取り繕おうとします。

そのような「取り繕いが必要な状況」は、認知症の人にとってはストレスです。そのストレスが積み重なっていくと、認知症の進行が速まってしまうかもしれません。

本人の状態によって、最初は「いい対応」だったことが「よくない対応」になったりすることがあります。

相手の表情をよく見て、そして相手の言葉をよく聞いて、認知症の状態にあった「適切な関わり」をしたいものですね。

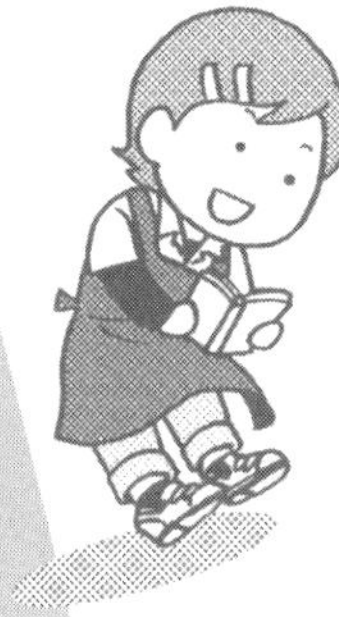

第3章
人の「気持ち」の視点から見てみよう

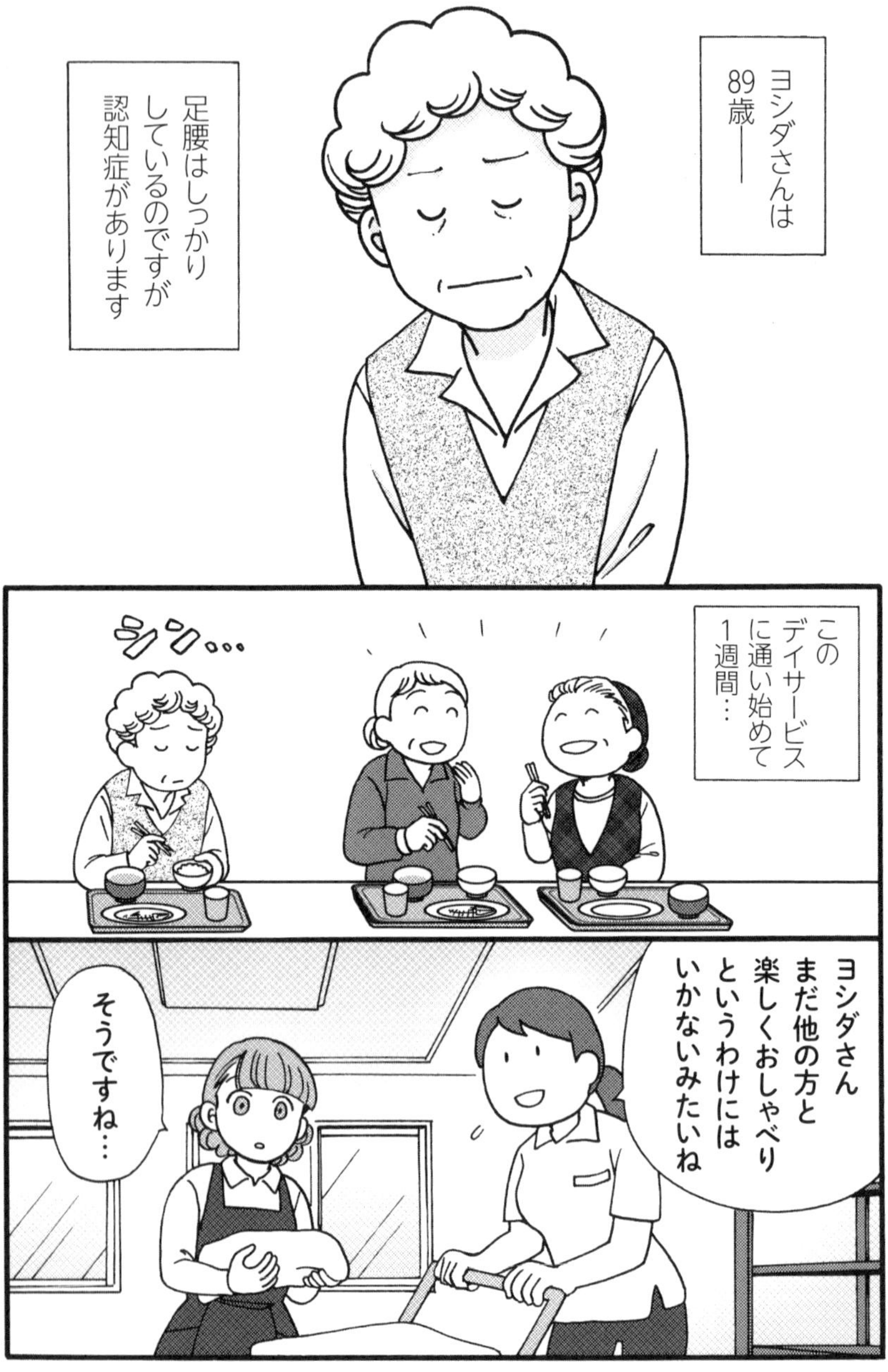
ヨシダさんは
89歳——
足腰はしっかりしているのですが
認知症があります
このデイサービスに通い始めて
1週間…
シン…
ヨシダさん
まだ他の方と
楽しくおしゃべり
というわけには
いかないみたいね
そうですね…

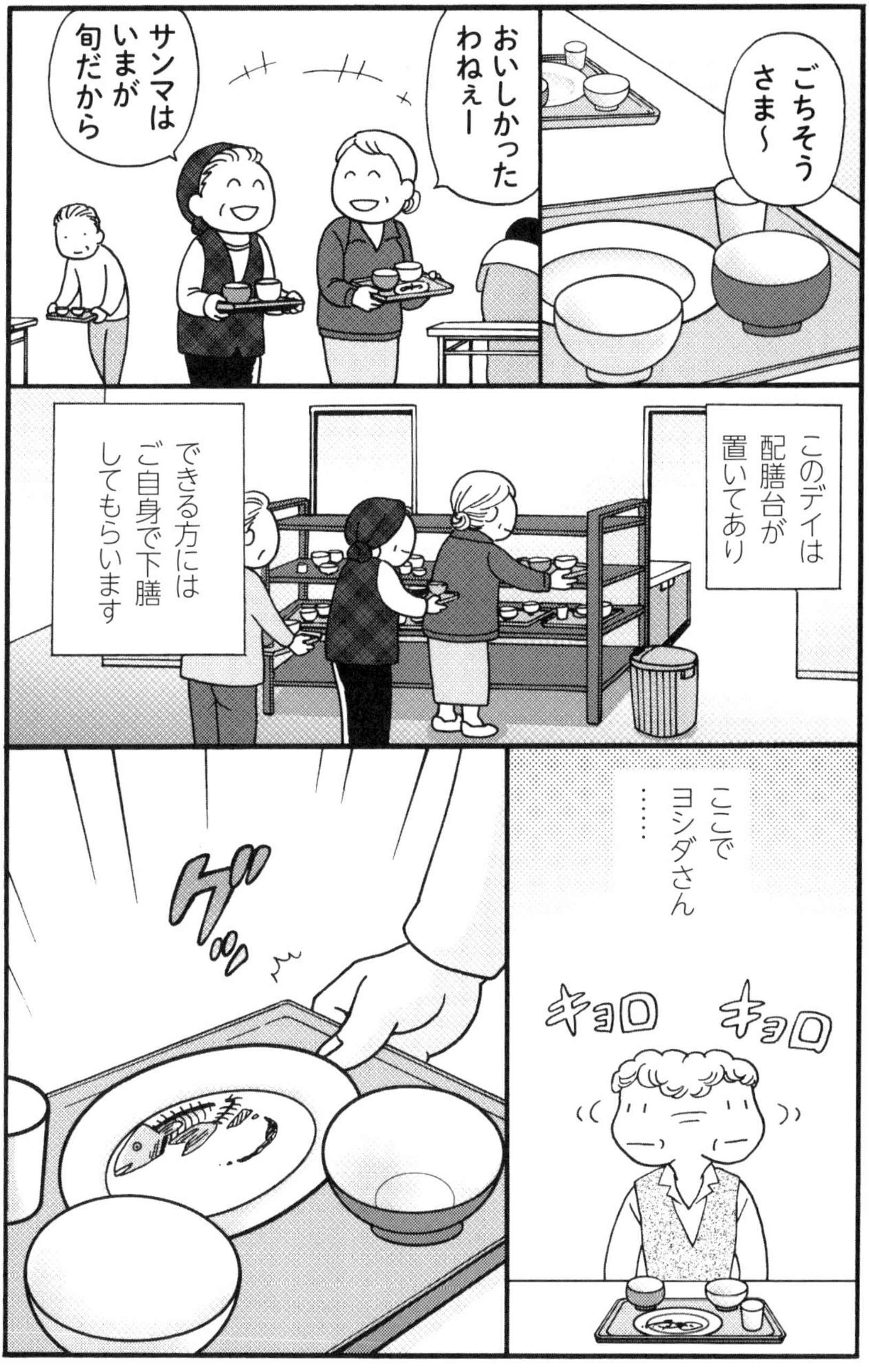
ごちそうさま～
おいしかったわねぇー
サンマはいまが旬だから
このデイは配膳台が置いてあり
できる方にはご自身で下膳してもらいます
ここでヨシダさん……
キョロ
キョロ
グッ

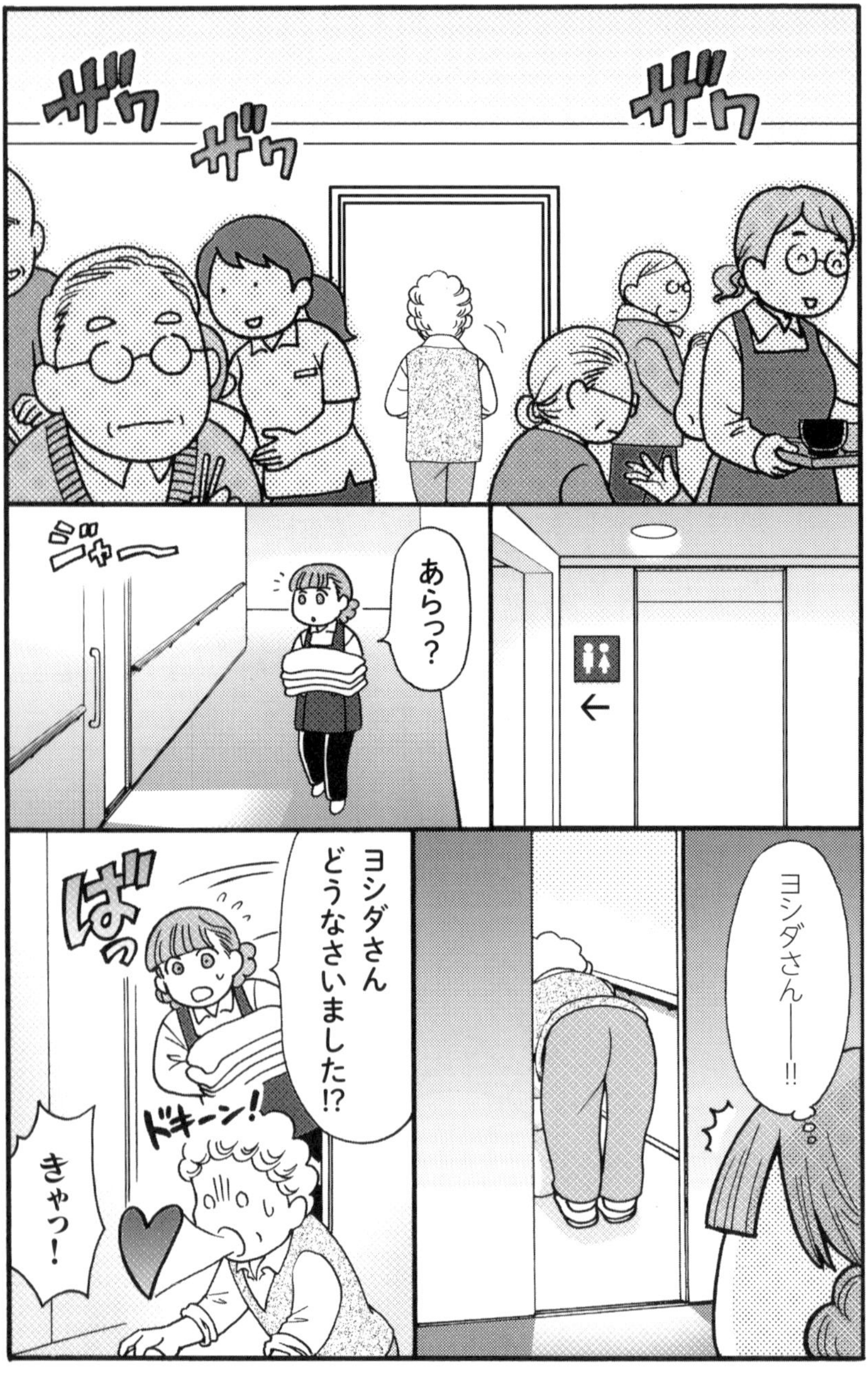
ザワ
ザワ
ザワ
ジャ～
あらっ?
ヨシダさん――!!
ばっ
ヨシダさん
どうなさいました!?
ドキーン!
きゃっ!

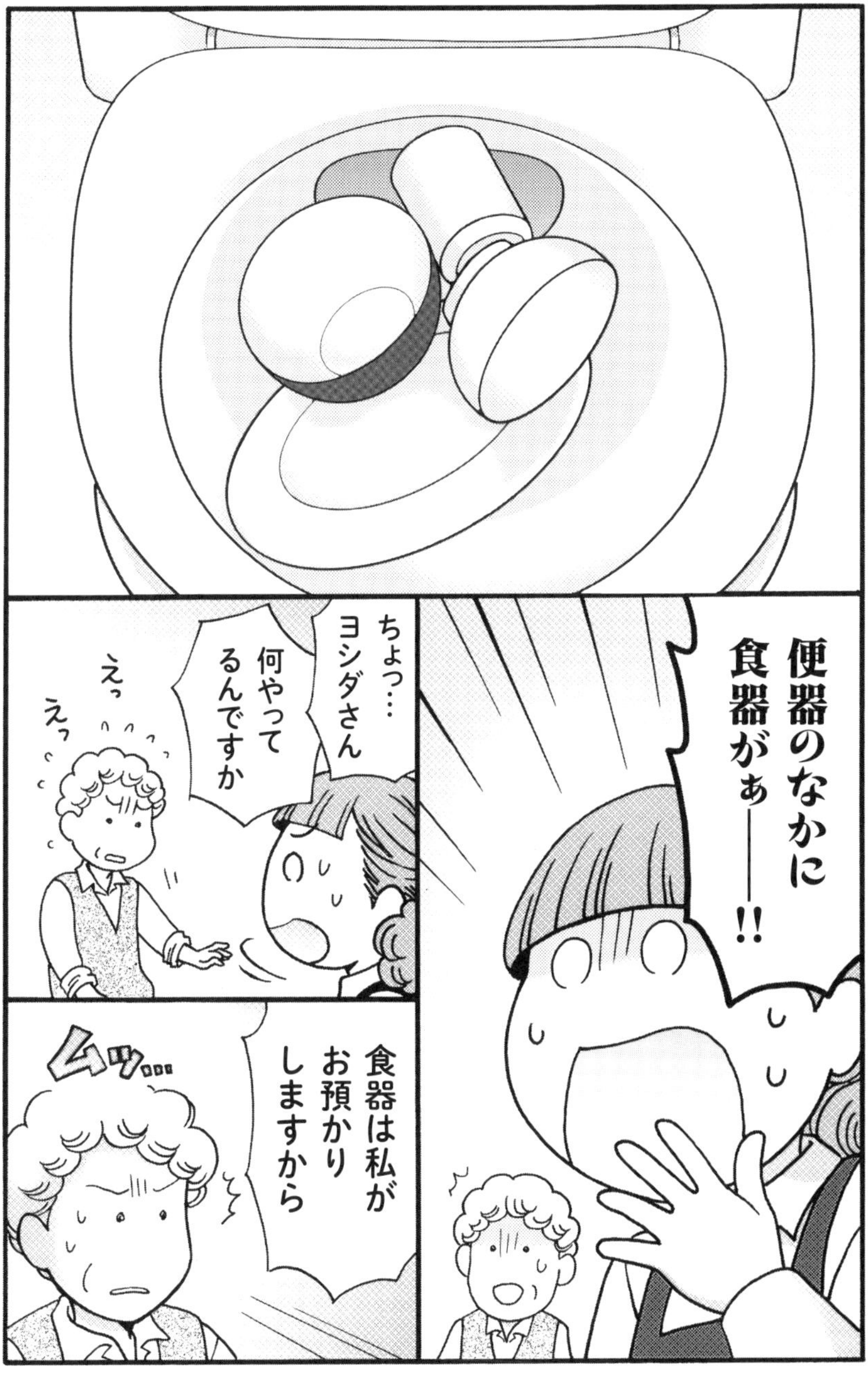
便器のなかに
食器がぁ――!!
ちょっ…ヨシダさん
何やってるんですか
えっ
えっ
ムッ…
食器は私が
お預かりしますから

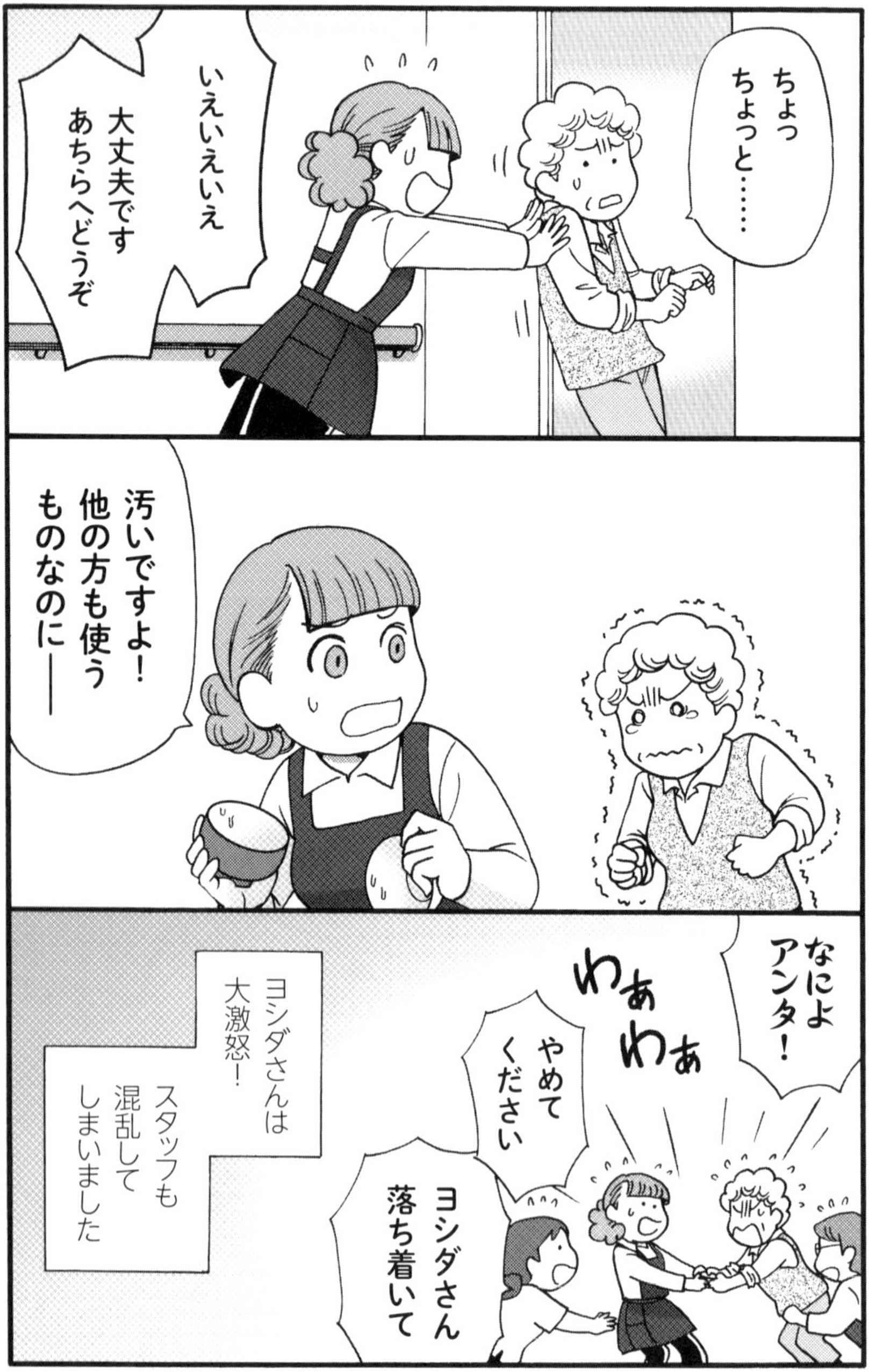
ちょっ
ちょっと……
いえいえいえ
大丈夫です
あちらへどうぞ
汚いですよ！
他の方も使う
ものなのに――
なによ
アンタ！
わぁ
わぁ
やめて
ください
ヨシダさん
落ち着いて
ヨシダさんは
大激怒！
スタッフも
混乱して
しまいました

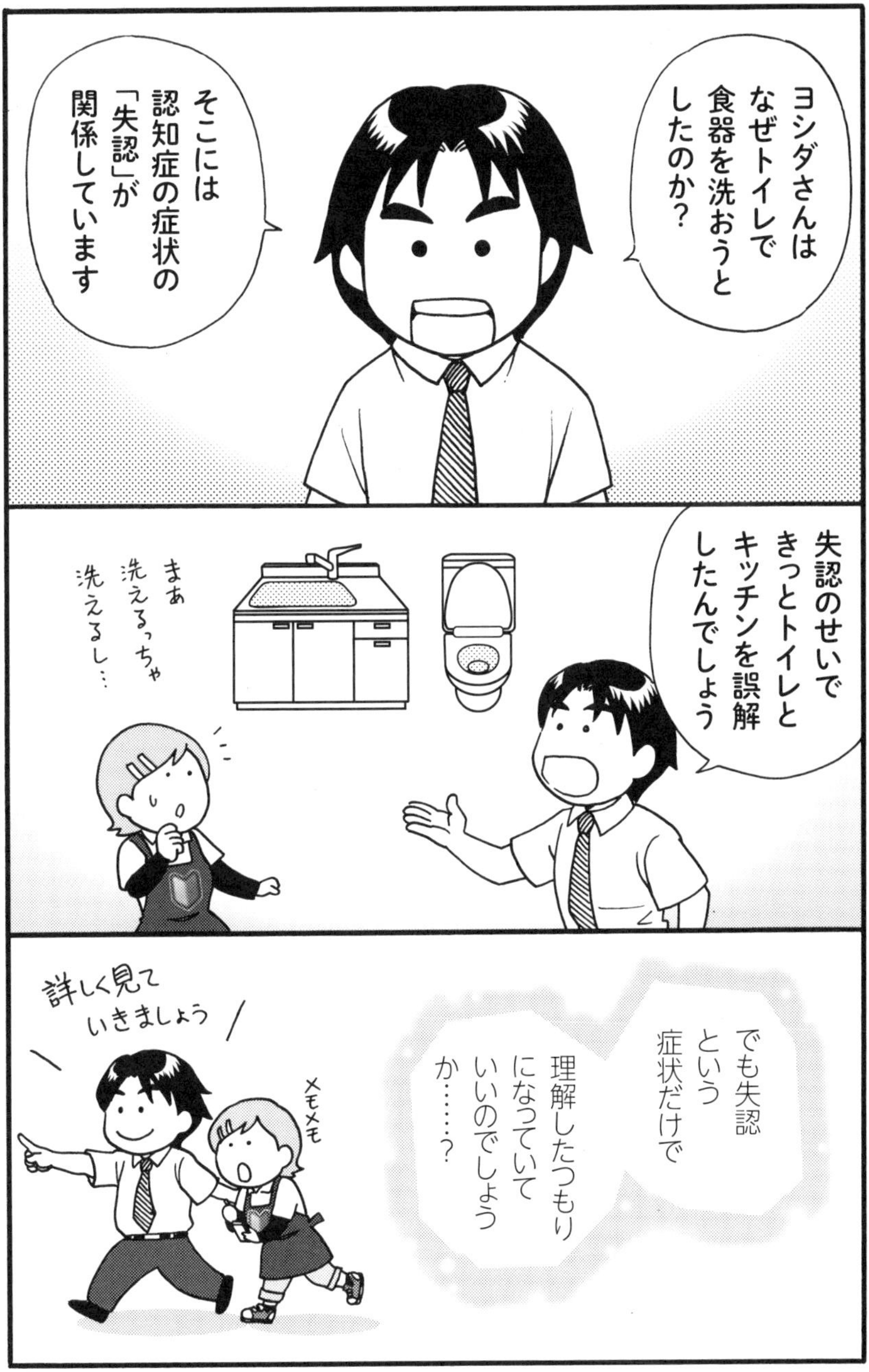

ヨシダさんはなぜトイレで食器を洗おうとしたのか？
そこには認知症の症状の「失認」が関係しています
失認のせいできっとトイレとキッチンを誤解したんでしょう
まあ洗えるっちゃ洗えるし…
でも失認という症状だけで理解したつもりになっていていいのでしょうか……？
詳しく見ていきましょう
メモメモ

✚「不可解な行動」をするおばあさん

あるお宅では、こんなことがあったそうです。

この家では、庭に赤いチューリップを植えていました。チューリップはすくすく育ち、3月になって、ようやく「つぼみ」ができました。チューリップを植えたお嫁さんは、花が咲くのを今か今かと楽しみにしていたそうです。

ところが、ある日の夕方、お嫁さんが仕事を終えて帰宅すると、チューリップのつぼみが全部、茎からきれいに切り取られていました。玄関先には、切ったつぼみがザルにまとめて置いてあります。

お嫁さんが留守の時間帯、家には認知症のおばあさんしかいませんでした。このおばあさんがチューリップを切ったのは明らかです。

お嫁さんは、もうカンカン。

「何してんの！　これからせっかく花が咲くところなのに！」

と、おばあさんを叱りつけてしまいました——。

お嫁さんにとって、おばあさんの行動は不可解です。だから怒ってしまったわけですが、しかし、ここまで本書を読んだ方には、認知症のおばあさんがなぜ「つぼみ」を切り取ったのか、もうわかるはずです。

植えられていたチューリップは赤でした。その赤くて丸いつぼみを見たおばあさんは、それが何か認識しようとします。

〈これって何だろう？　自分の記憶に聞いてみよう〉

おばあさんの脳は、こうして記憶を参照していたことでしょう。

ところが、記憶障害が進行していたため、覚えていた〝チューリップのつぼみ〟というものを忘れていました。だから、それが何であるかわかりません。これは「失認」の状態です。

それでも、環境に適応しようとして、一生懸命考えます。〝畑に生えている、緑色の茎についた、赤くて丸いもの〟、これが何なのか解釈しようとするわけです。

〝畑に生えている、緑色の茎についた、赤くて丸いもの〟と言われたら、あなたは何を思い浮かべますか？

講演でそう問いかけると、いちばんよく出る答えが「トマト」です。そこで、仮にトマトと思ったことにしましょう。では、おばあさんは、この〝トマト〟をどうしたのでしょうか。

そう、収穫したわけです。

収穫の仕方は覚えていたのです。だから、つぼみの部分だけきれいに切り取って、ザルにまとめておいたのです。

だからもし、こんな行動を目にすることがあったら、読者のみなさんが、

「おばあちゃんは、チューリップのつぼみを忘れてしまって、トマトか何かだと思って収穫されたんじゃないでしょうか」

と、こんな説明を、おばあさんの家族にしてあげれば、「不可解な行動」が理解できるようになるでしょう。

認知症の人を「厄介者」にしてはいけない

でも私は、さっきの説明では、まだ不足していることがたくさんあると思います。

なぜなら、「チューリップのつぼみを忘れてしまって……」という説明は、あくまで認知症という「病気の視点からの説明」をしたにすぎないからです。

この説明だけでは、説明を聞いた人がこう反応するかもしれません。

「なるほどね。認知症になると、困ったことをするようになるんですね」

「なんでお嫁さんが留守のときに限って、余計なことをするんでしょうねえ」

おばあさんは「困ったこと」「余計なこと」をする「厄介者」になっています。

大切な家族が、ある日を境に邪魔者になってしまうのです。

それまで大切にされていた人が、大切にされなくなっていくのです。

私は、認知症という病気のいちばんの怖さは、ここにあると思っています。

試しに、認知症以外の病気のことを考えてみましょう。

たとえば高血圧や、心臓病はどうでしょうか。あるいは、糖尿病でもいいでしょう。どの病気でも、生活に不自由は起こりますし、「できないこと」も出てきます。

心臓病がある人のなかには、塩分制限をせねばならない方もいます。糖尿病の人も、血糖コントロールが必要になります。

でも、たとえば親が高血圧になったから、心臓病になったからといって、親を尊敬できなくなる息子さん・娘さんはいません。祖父母が糖尿病になったからといって、部屋や家に遊びに行かなくなるお孫さんもいません。

認知症は違います。

ここまで私は、認知症の人のさまざまな「不可解な行動」を書いてきました。

そんな行動を目にしたら、その認知症の人の息子さんや娘さんは、本人を「困った人」「厄介者」ととらえるかもしれません。親を尊敬できなくなる人もいるでしょう。

おじいさんやおばあさんが大好きだったお孫さんたちも、不可解な行動のあとや、両親が祖父母を叱っている姿を見てしまうと、おじいさん、おばあさんのところへ遊びに行かなくなったりします。

家族の絆《きずな》が切れてしまうのです。

私は、ここにこそ認知症の怖さがあると思います。

さらに、こうして家族から浮いてしまった認知症のおじいさん・おばあさんは、何を感じるでしょうか？

不安……

焦り……

寂しさ……

いずれも認知症を進行させ、症状を悪化させるストレス要因ばかりですね。

悪いことに、認知症の人は、そんな「つらい気持ち」をうまく表現できません。

思い出してください。認知症には、「失語」というコミュニケーション面での症状もありましたよね。

でも、言葉にならないからといって、私たちは本人の「気持ち」を無視してもいいのでしょうか？

＋本当は「優しさが裏目に出ている」だけ

ここでちょっと立ち止まって、こう考えてみてください。

〈おばあさんは、お嫁さんに迷惑をかけたくて、つぼみを切り取ったのか？〉

第１章で指摘したとおり、人が何か行動するとき、その背景には必ず「気持ち」があります。おばあさんの行為を収穫ととらえるなら、そこに悪意があるとは考えにくいでしょう。

では、おばあさんの行為の背景には、どんな「気持ち」が隠されていたのか。

この認知症のおばあさんには、収穫の仕方以外にわかっていることがありました。それは何かというと、

- 「お嫁さんが仕事をしている」ということ
- 「お嫁さんが毎日忙しくしている」ということ

この２つです。

家族が仕事で忙しそうにしている一方、自分は家にいてやることがない——。

そんなとき、あなたはどう考えますか？

〈何かちょっとでも、自分にできることをやっておこう〉と思うのではないでしょうか。

人はみな同じで、誰かの役に立ちたいのです。認知症の人もそういう気持ちを失わずに持っています。

このおばあさんは、きっと〈忙しいお嫁さんの代わりに、トマトの収穫をやっておこう〉と思ったに違いありません。

そう考えると、さっきの「病気の視点からの説明」だけでは不十分であることに気づきませんか？

「おばあちゃんは、チューリップのつぼみを忘れてしまって、トマトか何かだと思って収穫されたんじゃないでしょうか」

という説明に続けて、

「おばあちゃん、トマトがおいしいものだということをわかっているんですね。お嫁さんが留守の間にした……、そりゃあそうですよ、お嫁さんが忙しいのがわかってるんですから。だからお嫁さんが帰ってくる前に何とかしておこうと思って、おやりになったんじゃないでしょうか。お嫁さん思いの、優しいお義母《かあ》さんですね」

こんなふうに、認知症の人の「気持ち」まで汲《く》み取《と》った説明がベストなのです。

言い換えると、おばあさんの行動は、

認知症という病気のため、「優しさ」が裏目に出てしまっただけ

なのです。家族のことを考えなかったら、おばあさんは絶対、チューリップの花を摘み取らなかったはずです。

認知症の人に接するとき、「認知症」の視点から考えてみることの大切さは、第2章ですでに指摘しました。

でも同時に、人としての「気持ち」にまで目を向けないと、大切なことを見落としてしまう――おばあさんのケースは、そんなことを教えてくれています。

＋「役に立ちたい」だから行動する

人は誰でも、まず行動に着目して他人を評価します。日常生活のなかでは、それも仕方のないことでしょう。

でも、認知症ケアの場合、それでいいのでしょうか？

認知症の人の不可解な行動だけに注目して、その背後にある「優しさ」には目もくれない――お年寄りに対して、そんな接し方でいいとはとても思えません。

私は、認知症のお年寄りを家族に持つ人たちから、こんな相談をよく受けます。

「おじいちゃんは、洗濯機や炊飯器が使えないのに、さわろうとするんです」

「おばあちゃんは、洗濯機に服を入れることはできるんですが、洗剤を入れずに回してしまいます」

「内釜にお米や水を入れることはできます。でも、コンセントを入れるのを忘れてしまったり、最後に『炊飯』のスイッチを入れるのを忘れてしまったりするんです」

私たちが毎日、当たり前のように使っている洗濯機や炊飯器は、いろいろな手順や操作が順番どおりにすべてできないと使えません。

それがわかっていれば、これらの相談に出てくる認知症の人は、みなさん、記憶障害が進んで、作業手順がわからなくなる「実行機能障害」が出ている、と判断ができます。

目の前にあるものが「洗濯機だ」「炊飯器だ」とわかっているので使おうとするものの、手順を間違えるため機能しないのです。

わかることがたくさんあるから、かえってつまずいてしまうわけですね。

でも、実際に「できない」場面を目の当たりにすると、私たちはこう言いがちです。

「できないなら、触らないでほしい！　どうして勝手にいじるの⁉」

「わからないんだったら、余計なことをするな！」

しかしここでも、認知症の人の気持ちを考えてみてほしいのです。

どうして、洗濯機や炊飯器に触ろうとしたのか。

誰かの役に立ちたい

そう思ったからこそ、認知症の人は洗濯機や炊飯器に触ろうとしたはずなのです。

私がまだ現場で働いていたときの話です。認知症のおばあさんが、お茶を淹《い》れてくださったことがあります。「はいどうぞ」と渡された湯飲みに口をつけると――。

入っていたのは、白湯《さゆ》でした。

これは、「お茶の葉を入れる」という手順を忘れてしまった実行機能障害です。

でもここで、お茶を持ってきてくださったおばあさんの気持ちを無視して、「問題だ！」「困ったことだ！」と騒ぐのは、あまりに悲しすぎませんか？

＋ 介護する人を「困らせる」お年寄り

ある介護施設では、こんなことがありました。

定例会議で職員が、入居者のヤスダさん（女性）を話題にしてこう発言します。

「ヤスダさん、他の利用者さんの車イスを勝手に押すんですよね～。危ないから困ってるんですよ」

車イスを安全に扱うには、コツも力も必要です。

〈車イスを勝手に動かすと危ない。だから職員を呼んでほしいけど、それを忘れてしまうんだから、ヤスダさんには困ったもんだ〉——職員はこう考えていたのでしょう。会議で情報が共有された結果、ヤスダさんは「介護者を困らせる人」になってしまいました。

しかしある日、フロアでそれとなくヤスダさんを観察していた別の職員が、意外な事実を発見します。

フロアの片隅に、車イスのお年寄りがいます。その人が手を挙げました。車イスを押してほしいという意思表示です。

職員は他のことにかかりきりで、気づくことができません。

たまたま近くに座っていたヤスダさんが気づきました。ヤスダさん、心配そうな顔つきになってキョロキョロし始めます。

〈どうしましょう。職員さんを呼んだほうがいいのかしら。でも忙しそうだし……〉

そう考えているのでしょう。でも、言葉が出てこないのか、判断がつかないのか、ただ周囲を見まわすことしかできません。

やがて職員は別の持ち場に行ってしまい、いなくなりました。

車イスの人がまた手を挙げます。

職員はいません。ヤスダさんが職員を探してキョロキョロし始めました。

少し時間がたち、車イスの人がまた手を挙げました。これで3度目です。さすがに見かねたのか、ヤスダさんが立ち上がり、車イスに手をかけて押し始めました。ちょうどそこへ職員が戻ってきます。慌ててヤスダさんに近寄って、

「あっ！　大丈夫ですよ〜。私がやりますから、ヤスダさんは座っててくださいね！」

こう声をかけます。何とか車イスから引き離そうと必死です。

ヤスダさんはちょっとムッとした様子でしたが、黙って自分の席に戻りました。

＋本当に「困っている」のはお年寄りのほうだった

会議で「介護者を困らせる人」になってしまったヤスダさん。

でも、ここまでの場面を読んだみなさんは、

本当に困っていたのはヤスダさんだった

という事実に気づいたのではないでしょうか。

ヤスダさんは、車イスの人が手を挙げていることと、その意味には気づけていたのです。でも、どうすべきか判断に困ってしまいました。

しかし、車イスの人を放ってはおけません。そこで持ち前の優しさを発揮して、自ら車

イスを押そうとしていたのです。

わざと手を貸さず、最後まで観察し続けた職員も〝真相〟に気づきました。そこで次の会議でこの件を報告したところ、職員全員がヤスダさんに対する認識をあらため、反省したそうです。

こんな些細《ささい》なすれ違いから、お年寄りに〝問題老人〟のレッテルが貼られてしまうことだってあるのです。

私たち介護者は、つい自分本位でお年寄りを評価しがちです。でも、相手の立場に立ち、その「気持ち」に思いを馳《は》せてみなければわからないことも、現場にはたくさんあるのです。

周囲を困らせる人。そんな人が、実はいちばん困っているのかもしれない
という視点を持つことも、大事なのではないでしょうか?

✚ 認知症になっても「心」は失われない

人は誰だって、他人に迷惑をかけたくないと思って暮らしています。

たとえばみなさんが、今の職場に勤め始めた最初の一日を思い出してください。初日は、とかく何をしていいかわからないものです。

先輩は「わからなかったら、なんでも聞いてね」と言ってくれたと思います。しかし、本当になんでも聞くことができましたか？　忙しそうにしている先輩たちに、本当になんでも聞くわけにはいかないでしょう？

かといって何もしないわけにもいきません。周囲の様子を必死でうかがいながら自分に何ができるか一生懸命考え、自分なりに「正しい」と思える仕事をしたはずです。職場という「環境」に適応しようとしたわけです。

その結果間違ったことをしてしまい、先輩から「これからは、やる前に一言相談してね」と言われたことだってあったかもしれません。

しかしその〝間違った行動〟は、忙しそうにしている周囲の人を見たあなたの、「思いやり」や「心遣い」といった気持ちから出た行動だったはずです。

認知症の人も同じです。

私たちを思いやり、私たちに対して心遣いをしているはずなのです。

記憶障害が進んで娘さんのことがわからなくなったおばあさんがいました。娘さんに、

「あんたはどこから来なすったか」

と聞くほどです。

ところがそんな人でも、娘さんが「お菓子をどうぞ」と差し出すと、

「あんたは食べたんか」

と気遣います。娘さんは、

「母の心が優しさにあふれていることを、自分が母の娘であることを、誇りに思う」

と言っていました。

前章で紹介した、ゴミ箱に排尿してしまったおじいさんの行動にも、こうした「心遣い」が隠れているかもしれません。

たとえば、おじいさんが起きたのが夜中だったとしたら?

家族を起こすまいと、自分で何とか用を足そうとして、それが裏目に出てしまったのかもしれない――そうは考えられないでしょうか。

あなたが介護職なら、事業所で「あんたら、忙しそうだなあ」と利用者に言われた経験が、きっとあるでしょう。

介護施設では、介護職がお菓子を配っても食べない認知症の人がたまにいます。「食べていいんですよ」と言っても、「あんたのぶんはないんか」と言って、職員のほうを心配してくれたりします。

どの人も、介護者がどんな状況なのかを、結構わかっているのです。だから何も言え

ず、自分なりに一生懸命考え、正しいと思うことをしているのかもしれません。人としての「気持ち」があるから、そうするのです。

でも、「病気」のために失敗してしまうわけです。

忘れても　心は生きてる　認知症

これは認知症介護を経験した私の知人が、色紙に書いて贈ってくださった言葉です。まさにその通りで、その人の心は生きているのです。

〈誰かのために何かしたい〉

〈他の人に迷惑をかけたくない〉

これは、認知症があってもなくても、みんな同じように抱く気持ちです。心が生きているから、そう思うのです。

どうしていいかわからない。

でも、まわりの人に迷惑をかけたくない。

だから、自分なりに一生懸命考えてやってみた。

でも……、うまくできなかった。

そんなことだって、きっとあるはず。ですが、たとえうまくいかなくても、根本にある「気持ち」は汲み取ってあげたいものです。

私たちひとりひとりが、大切な人の心を理解できるようになれたらいいですね。

認知症を理解するうえで、「病気」も「気持ち」も無視できないのは、もうわかってもらえましたね。だから私たちには、目の前の人のことを「認知症」と「人の気持ち」という2つの視点からとらえる努力が必要になるのです。

2つの視点からとらえると、目の前のお年寄りにどのように関われば「安心」してもらえるかが見えてきます。例を挙げましょう。

ケース 何度もお小遣いをあげるおじいちゃん

ある家庭では、こんなことがありました。夫婦とその子（小学生）のほか、認知症のおじいさんが一緒に暮らしている家です。

おじいさんは孫が大好きなので、お小遣いをあげます。ところが、昨日あげたばかりなのに、今日また孫にお小遣いを渡そうとしています。

こんなとき、正直な子どもは、「おじいちゃん、昨日ももらったから、返すよ」と言ったりします。

本書を読んでいるみなさんは、むしろ、おじいさんとお子さんの間に入る「配偶者」「息子さん／娘さん」「お嫁さん」の立場になるかもしれません。そういう人は、次のように言って止めることもあります。

「昨日もあげてたし、毎日あげなくてもいいから」

子どもも大人も、本当のことを言ってしまうわけですね。

でも、この接し方では、認知症の人を混乱させかねません。

なぜでしょうか。「病気」と「気持ち」2つの視点で考えてみましょう。

認知症という「病気」の視点から

本人には認知症があります。つまり記憶障害があるため、昨日お小遣いをあげたのが本当だとしても、それが記憶にない可能性が高いでしょう。

人の「気持ち」の視点から

本当のことを教えてあげると、この人は安心するでしょうか。自分自身はあげた覚えがないので、「え、あげたっけ?」と戸惑い、焦ったり不安になったりするでしょう。

焦りや不安こそ、認知症を進行させる要因でした。こうしたことを踏まえると、お小遣いを受け取っておくほうがいいのです。だから、

「ありがとう」と言って、もらっておく

これが、お小遣いを渡されたときの「適切な関わり」になるんです。

しかし、お小遣いをもらって自分の財布に入れ、そのままにしていいのでしょうか？「ラッキー！」で済まさずに、もう少し考えてみましょう。

✚ 心の動きに合わせた「関わり」をしよう

お金は、誰にとっても大切なものです。使った記憶もないのに、お金がなくなっていたら――あなたはどう感じますか？

同じ「人」ですから、あなたが感じることは、認知症の人も同じように感じるはずです。「認知症のおじいさんが、孫にお小遣いをあげた」という状況に即して、「病気」と「気持ち」の2つの視点から思いを馳せてみましょう。

認知症という「病気」の視点から

おじいさんは認知症です。ですから、お小遣いをあげたあと自室に戻ったら、もう「あげたこと」自体を忘れているかもしれません。

人の「気持ち」の視点から

「あげたことを忘れた」状態で、おじいさんが自分の財布を確認し、お札が減っていることに気づいたら、どうなるでしょうか。「お金がなくなった！」「もしかしたら、盗まれたのか？」と不安になるはずです。

この不安こそ、認知症を悪化させる要因でした。

くり返しになりますが、認知症の人には「記憶障害」があります。

私たちのように、体験の一部だけを忘れるなら、

「いつ」あげたか

「誰に」あげたか

「いくら」あげたか

などを忘れることはあっても、「あげたこと」自体は忘れません。

ところが認知症の人は、体験すべてを忘れてしまいます。

したがって「お小遣いをあげたこと」自体が記憶にないのです。

他人にあげた覚えはないのに、お金が減っている——そんな環境に置かれれば、「盗まれた」と思うのも人として当然の気持ちでしょう。

その当然の気持ちを「物盗《と》られ妄想」と呼んで、一方的にお年寄りを悪者にするのは、はたして正しいことでしょうか？

頭からお年寄りに〝悪者〟のレッテルを貼らず、「人の気持ち」に配慮した接し方をしたいところですが、どうすればいいでしょう？

答えを明快に教えてくれる詩があります。引用してみます。

昨日もおこずかい（ママ）　もらったから
こっそり返すね

そうです。
もらっておいて、こっそり返す
ここまでできれば、「適切な関わり」と言えます。
この詩は、福井県若狭《わかさ》町が毎年募集している「認知症一行詩コンクール」で入賞した、

＊詩は『いつもおおきん　認知症一行詩と歩く若狭町』（かもがわ出版）より引用

小学生の作品です。子どもが私たちに教えてくれています。

「認知症だから」で思考停止したり、「物盗られ妄想だ」と病気の視点だけで説明するのではなく、自然と「気持ち」に目が向くからこそ、こういう接し方ができるのかもしれません。

＋正解となる「関わり」は必ずある

前章で紹介したクリスティーン・ブライデンさんは、こう言っています。

「認知症の人の気持ちがわからない、とあきらめず、時間をかけて理解してほしい」と。

認知症の人はわかっているのです――私たち認知症でない人が、認知症の人のことを理解しようと思ったら、時間がかかるよ、ということが。

しかし時間はかかっても、あきらめなかったらわかる、ということも、教えてくれているのです。

認知症ケアは、ある種のくり返しです。

消えていく記憶はみな異なるので、その人にとって最適な「関わり」は、一人ひとり違います。ですが、いつでも本人の「気持ち」を想像しながらケアに当たってほしいのです。

そして、
「どういう工夫をしたら、この人はお風呂に入ってくれるだろうか」
「どういう声をかけたら、この人はトイレに行ってくれるのだろうか」
「どういうものを置いたら、この人はゴミ箱だとわかってくれるのだろうか」
こういう試行錯誤をくり返してほしいのです。

「適切な関わり」がなかなか見出《みいだ》せないこともあります。そのため、「認知症ケアに答えはない」なんて言い方がされることも、よくあります。

でも答えは、あなたの目の前にいる認知症の人のなかに、必ずあるんです。
その答えに近づくことが、認知症ケアです。介護者のなかに答えがあると錯覚してはいけません。

介護の大変さは、気の持ちようで変わると、私は思っています。

自分の親が、あるいは目の前にいる利用者が、「そんな気持ちでこの行動をしていたんだ」とわかるだけでも、介護者の心は明るくなるでしょう。昨日よりも少しだけ、優しく接することができるようになるかもしれません。

そして介護職は、認知症の人の気持ちを家族に代弁してあげてほしいと思います。

私たちは、身近にいる人の気持ちに意外と気づけないままでいることがあります。相手が認知症なら、気持ちを汲み取るのはなおさら難しくなります。そう考えると、家族が認知症の人の気持ちに気づけないのは、ある意味仕方がないとも言えます。

だからこそ、そこで介護職が、本人に代わって家族に気持ちを伝えてあげてほしいのです。そして、もう一度絆を結びなおしてほしいのです。

人として、この人はどう感じているんだろう？

シンプルにこう考えると、いろいろなことが見えてきます。医師の診断がある人でも、その人は認知症だけ抱えて生きているわけではありません。

病気をより詳しく分析するのは医師の仕事です。

介護職の仕事は「人を見る」ことだと、私は考えています。

「不可解な行動」の背後に隠れた気持ちを伝えられる――そこにこそ、私は介護の専門性があると思っています。

＋認知症ケアで大事な「3つの力」

この章の締めくくりとして、認知症の人の気持ちを汲み取るために私が大事だと思っている「3つの力」を挙げておきます。

観察力

目の前の人が、自分だったら絶対しないような「不可解な行動」をした場合、その人がどんなことを覚えていて、どんなことを忘れているのか、しっかり観察してみてください。

想像力

目の前の人がどんなことを考えているのか、たとえば自分ならどういうときに「丸くて赤いもの」を摘み取ろうとするのか、想像してみてください。

創造力

理解するだけでなく、理解したことを「ケア」という形でその人に返してあげてください。その方法は、あなたが創るのです。

誰でも持っている力だと思います。あなたが認知症の人と関わるときは、ぜひこの3つを発揮してほしいと思います。

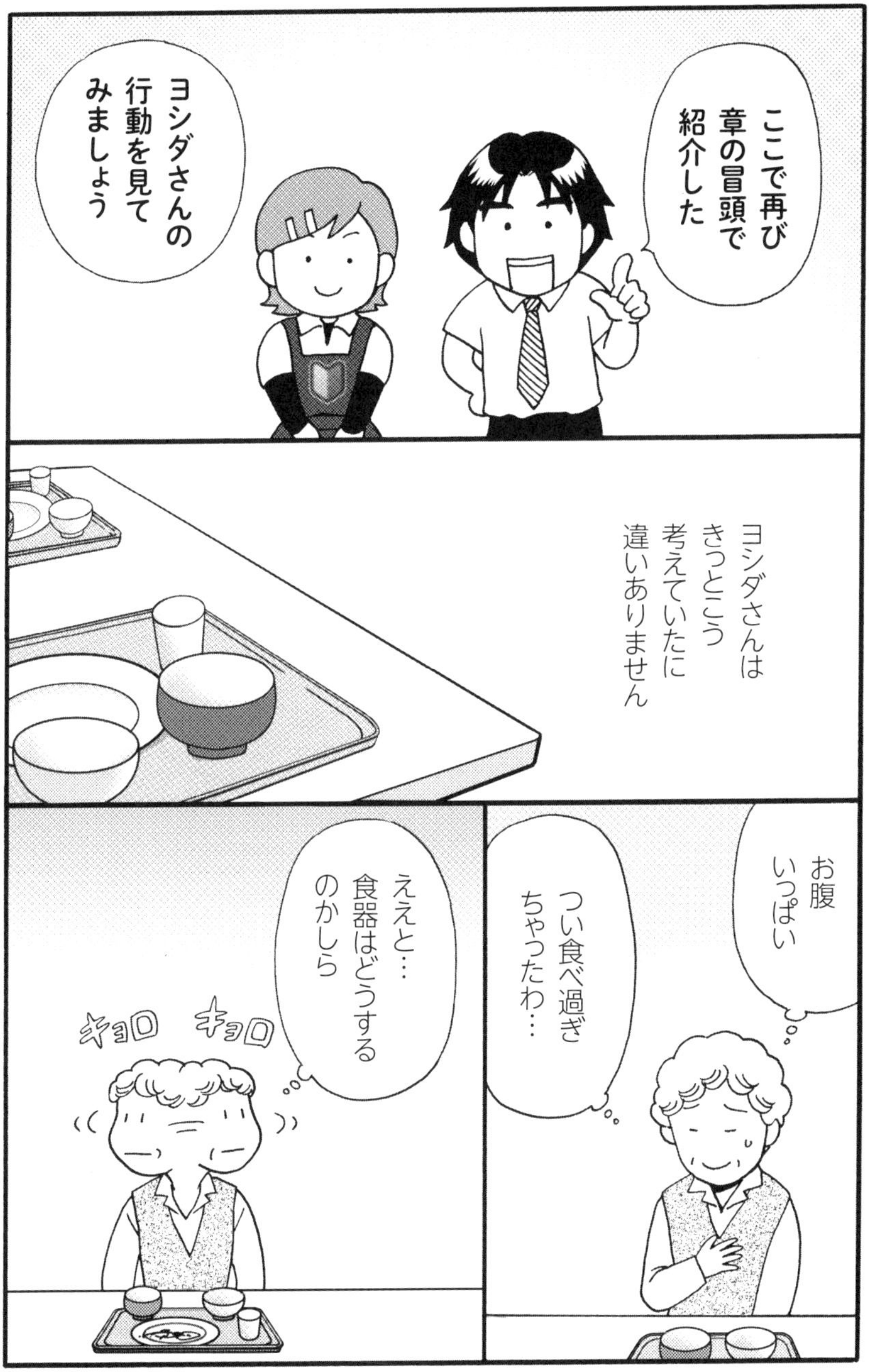
ここで再び
章の冒頭で
紹介した
ヨシダさんの
行動を見て
みましょう
ヨシダさんは
きっとこう
考えていたに
違いありません
お腹
いっぱい
つい食べ過ぎ
ちゃったわ…
ええと…
食器はどうする
のかしら
キョロ　キョロ

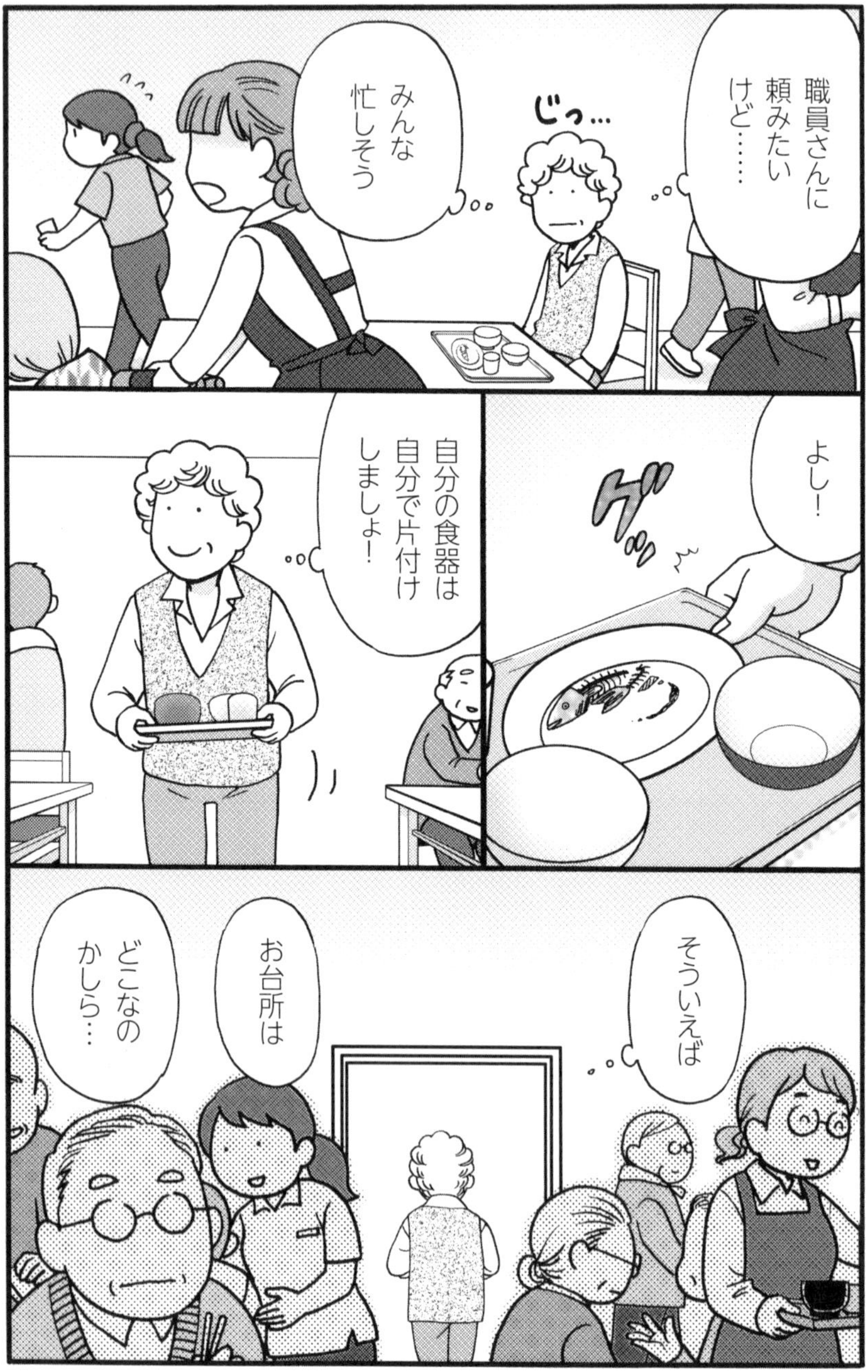
職員さんに頼みたいけど……
じっ…
みんな忙しそう
よし!
グッ
自分の食器は自分で片付けしましょ!
そういえば
お台所は
どこなのかしら…

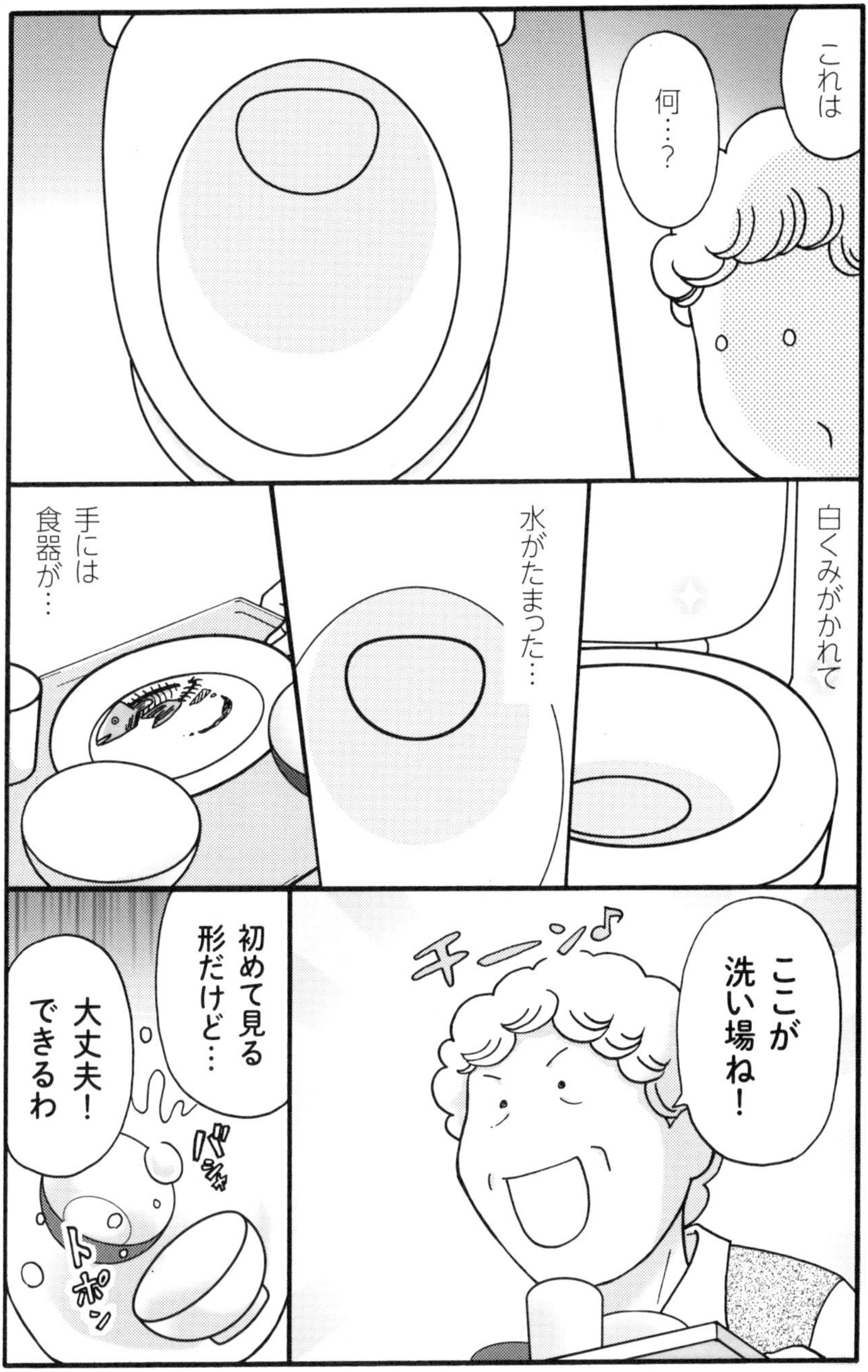
これは
何…？
白くみがかれて
水がたまった…
手には食器が…
チーン♪
ここが洗い場ね！
初めて見る形だけど…
大丈夫！できるわ
バシャ
トポン

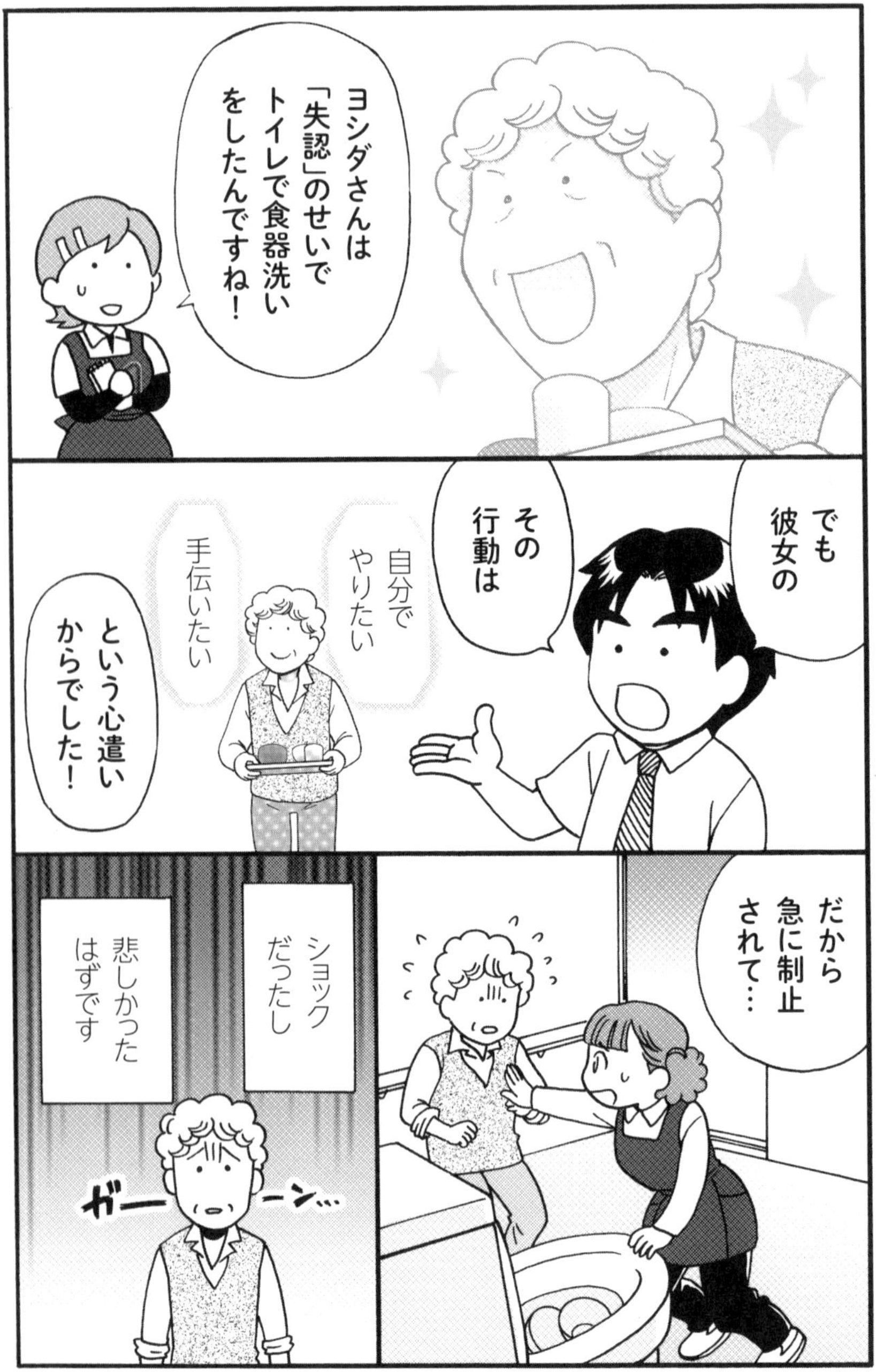
ヨシダさんは「失認」のせいでトイレで食器洗いをしたんですね！
でも彼女の
その行動は
自分でやりたい
手伝いたい
という心遣いからでした！
だから急に制止されて…
ショックだったし
悲しかったはずです
ガーーン…

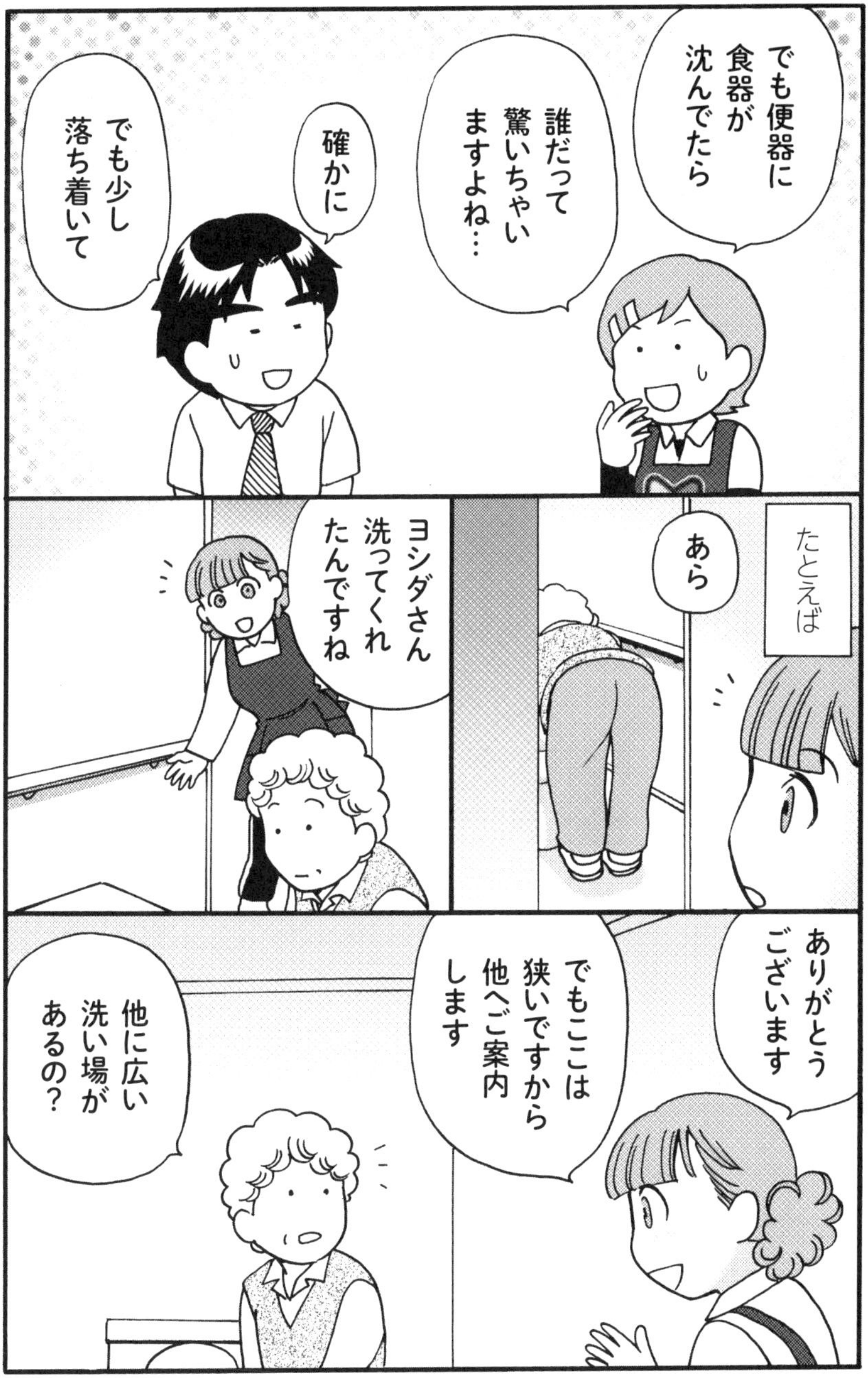
でも便器に食器が沈んでたら
誰だって驚いちゃいますよね…
確かに
でも少し落ち着いて
たとえば
あら
ヨシダさん洗ってくれたんですね
ありがとうございます
でもここは狭いですから他へご案内します
他に広い洗い場があるの？

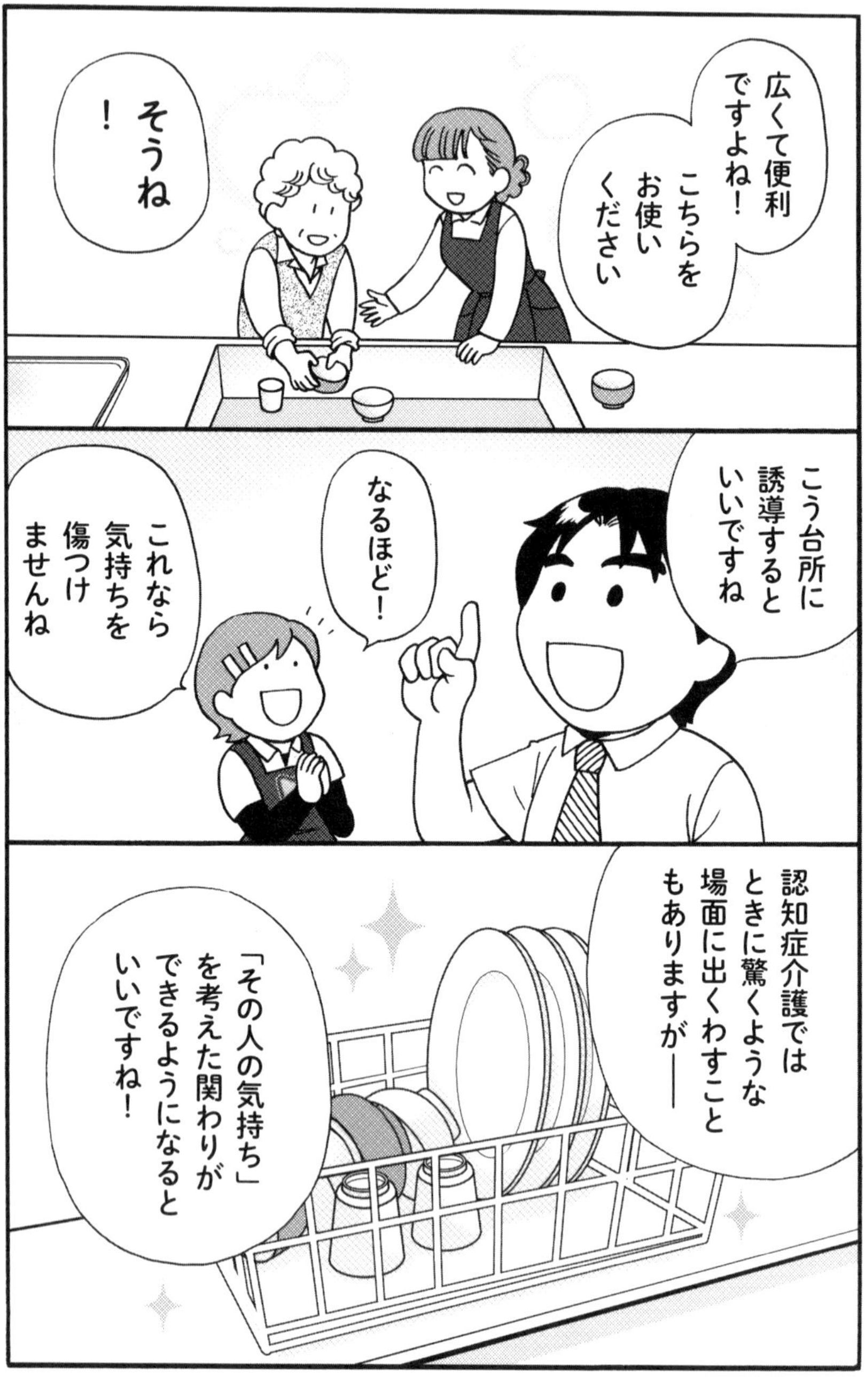
広くて便利ですよね！
こちらをお使いください
そうね！
こう台所に誘導するといいですね
なるほど！
これなら気持ちを傷つけませんね
認知症介護ではときに驚くような場面に出くわすこともありますが――
「その人の気持ち」を考えた関わりができるようになるといいですね！

なぜこうなる？

気持ちに沿った対応で納得できたから

認知症のお年寄りがトイレを洗い場と誤解するケースは結構ありますが、大声で制止するのは本人を不快にさせるだけでしょう。静かに声かけして洗い場に誘うのが「いい対応」です。

一般家庭なら、「代わるね」とできるだけ穏やかに伝えて食器をひきとり、処分して買い直すのが最も現実的な対応かもしれません。

マンガのような大規模施設であれば、介護職が食器を洗い直し、高熱殺菌など徹底的な処理を行ってから、また使うことが多いでしょう。

ここで大切なのは、「次回どうするか」です。「ヨシダさんがトイレに向かわなくても済む」のが最もいいわけですから、今回の出来事を参考に、

- 食器の返却場所がわかる方法はないか？
- 間違えず洗い場に行ける方法はないか？

など、望ましいほうへ近づくために何ができるか、この後の章をヒントに考えてみてください。

POINT ポイント

今回をもとに「次回はどうすれば高齢者が困らないで済むか」と考える姿勢を持とう

認知症ケアの豆知識③

介護は施設がいいのか？自宅がいいのか？

私はグループホームの立ち上げに携わったことがあります。そのホームに、元教師の女性が入居することになりました。火の消し忘れが多くなり、心配した息子さんの配慮で入居が決まったようでした。

でも、本人はホームに移ることに抵抗があるようです。そこで、私は息子さんと、

「『ホームに働きに来ていただいている』という口実で、何とか新しい暮らしに慣れてもらいましょう」

と申し合わせていました。

実際、まだ要介護度は軽く、声かけをすればできることがたくさんある方だったので、昼間は「できること」をして過ごしてもらえます。

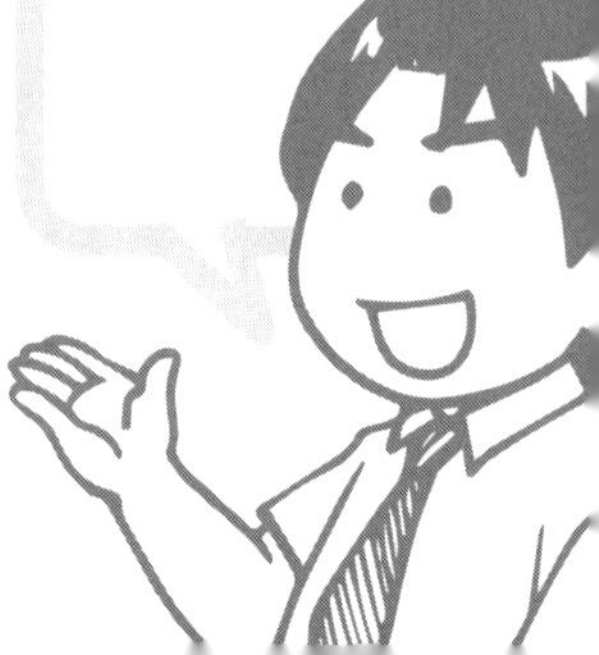

夜になるとご本人が「帰ります」と落ち着かなくなることもありましたが、それでもいろいろお話をして、何とか泊まっていただいてました。

そんなことをくり返して1週間ほどたったある日、なんと本人が、こんなことを言いだしたのです。

「私もう、ここに住んでいいかしら？」

私はうっかり、

「えっ⁉　でもご自宅がありますよね」

と聞き返してしまいました。すると女性は、こうため息をつくのです。

「そうねえ。でも、家に一人でいるっていうのも、結構大変なのよね」

認知症の初期の人は、

「自宅にいると人に迷惑をかけてしまうかもしれない」

「住み慣れた家なのに、できないことが増えている」

「一人だと何をしていいかわからない」

といった不安を抱えていることがあります。「結構大変」という言葉から、この女性も不安だったのだと、わかった気がしました。

その後この方は、入居後2～3年たっても、認知症が進んだ様子が全然見られませんでした。きっと、「家に一人でいる、結構大変」な状態から解放されたからだと思います。

生活上のストレスが認知症の悪化要因であることは、すでに書きました。家族といても、一人でも、ストレスの多い生活になる可能性はある、ということです。そう考えると、一概に「お年寄りには自宅がいい」とは言えないと思います。

結局のところ、介護は「家か施設か、どちらか」ではないのでしょう。

「サポートがあるのでストレスなく暮らせる」

「家族とも会いやすい」

そういう住まいはどこか、という視点で考えたほうがいいと思います。

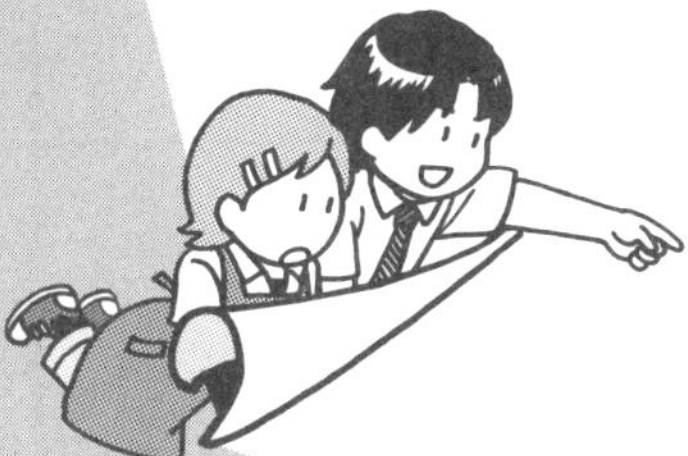

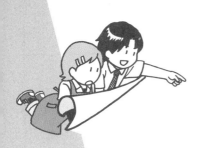

第4章
安心してもらえるケア「4つのアプローチ」

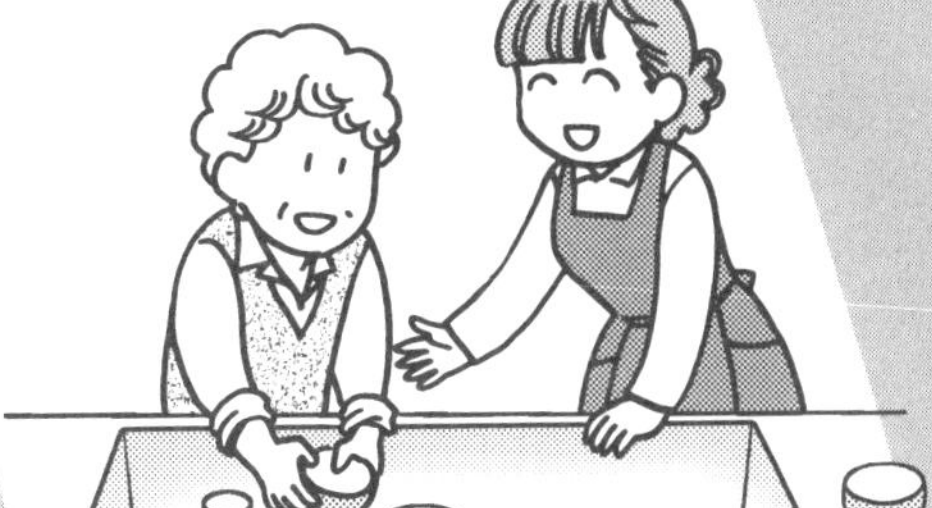

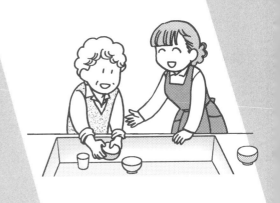

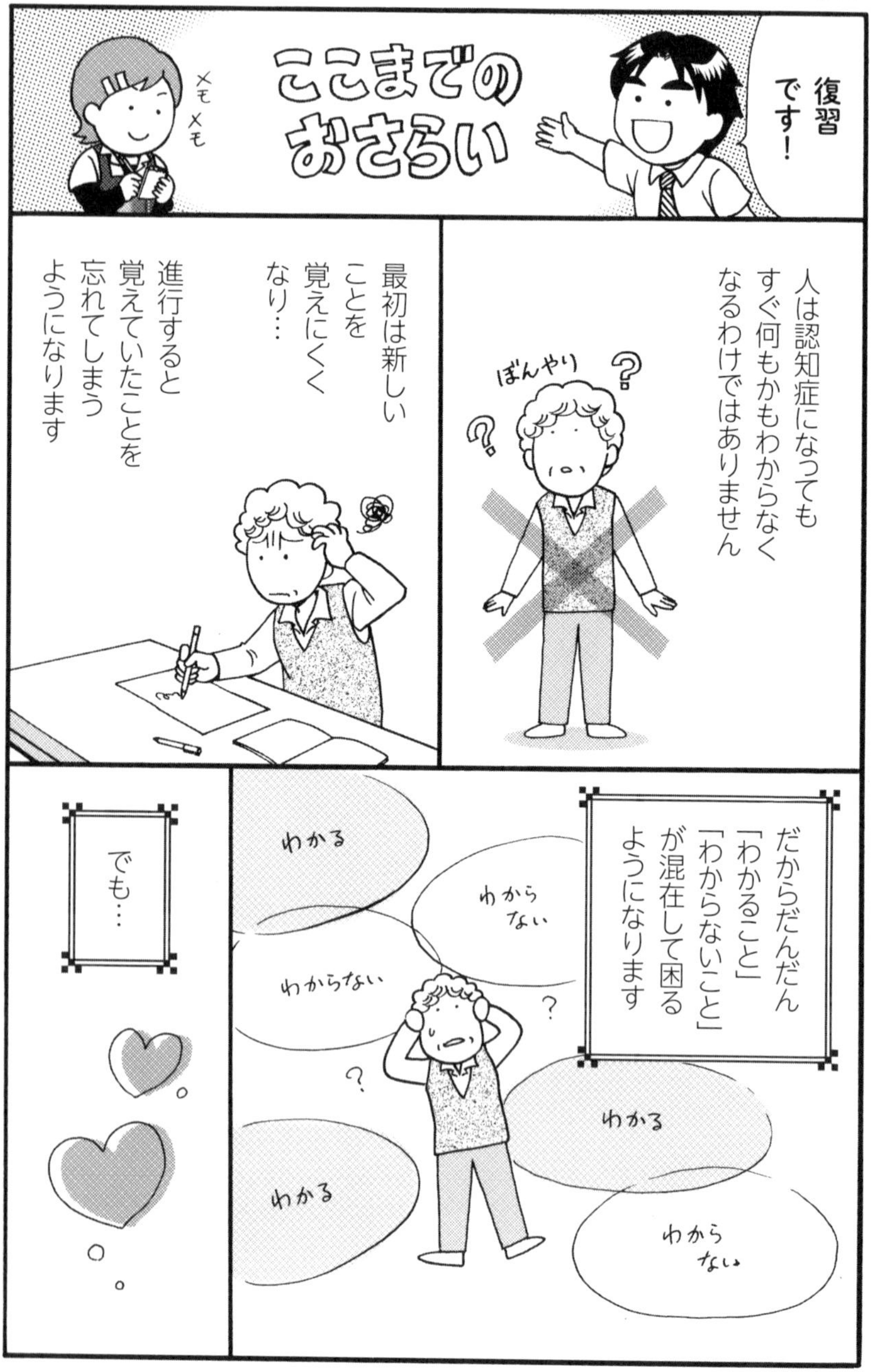
復習です！
ここまでのおさらい
メモ メモ
人は認知症になってもすぐ何もかもわからなくなるわけではありません
ぼんやり
最初は新しいことを覚えにくくなり…
進行すると覚えていたことを忘れてしまうようになります
だからだんだん「わかること」「わからないこと」が混在して困るようになります
わかる
わからない
わからない
わかる
わかる
わからない
でも…

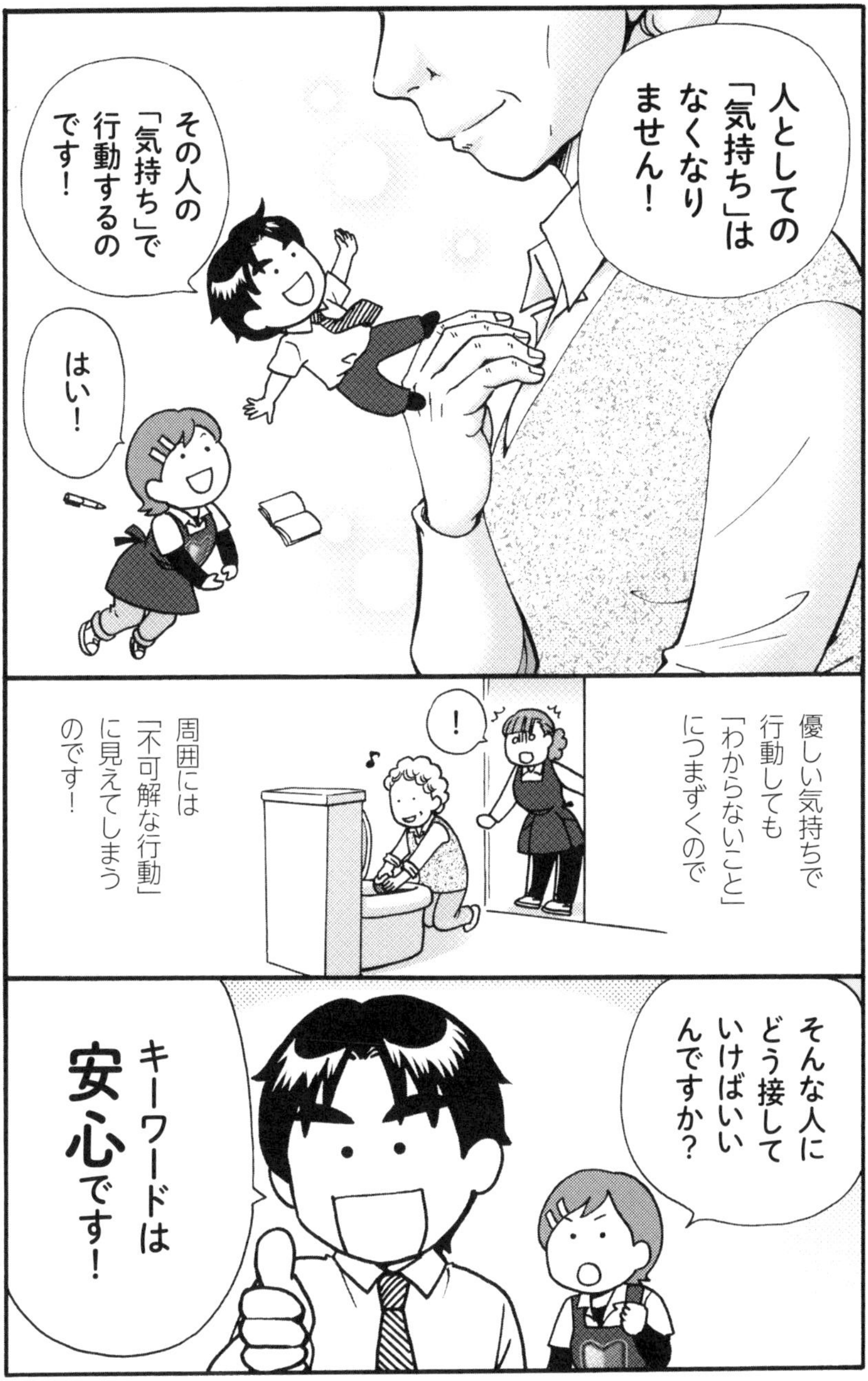
人としての「気持ち」はなくなりません！
その人の「気持ち」で行動するのです！
はい！
優しい気持ちで行動しても「わからないこと」につまずくので
！
周囲には「不可解な行動」に見えてしまうのです！
そんな人にどう接していけばいいんですか？
キーワードは安心です！

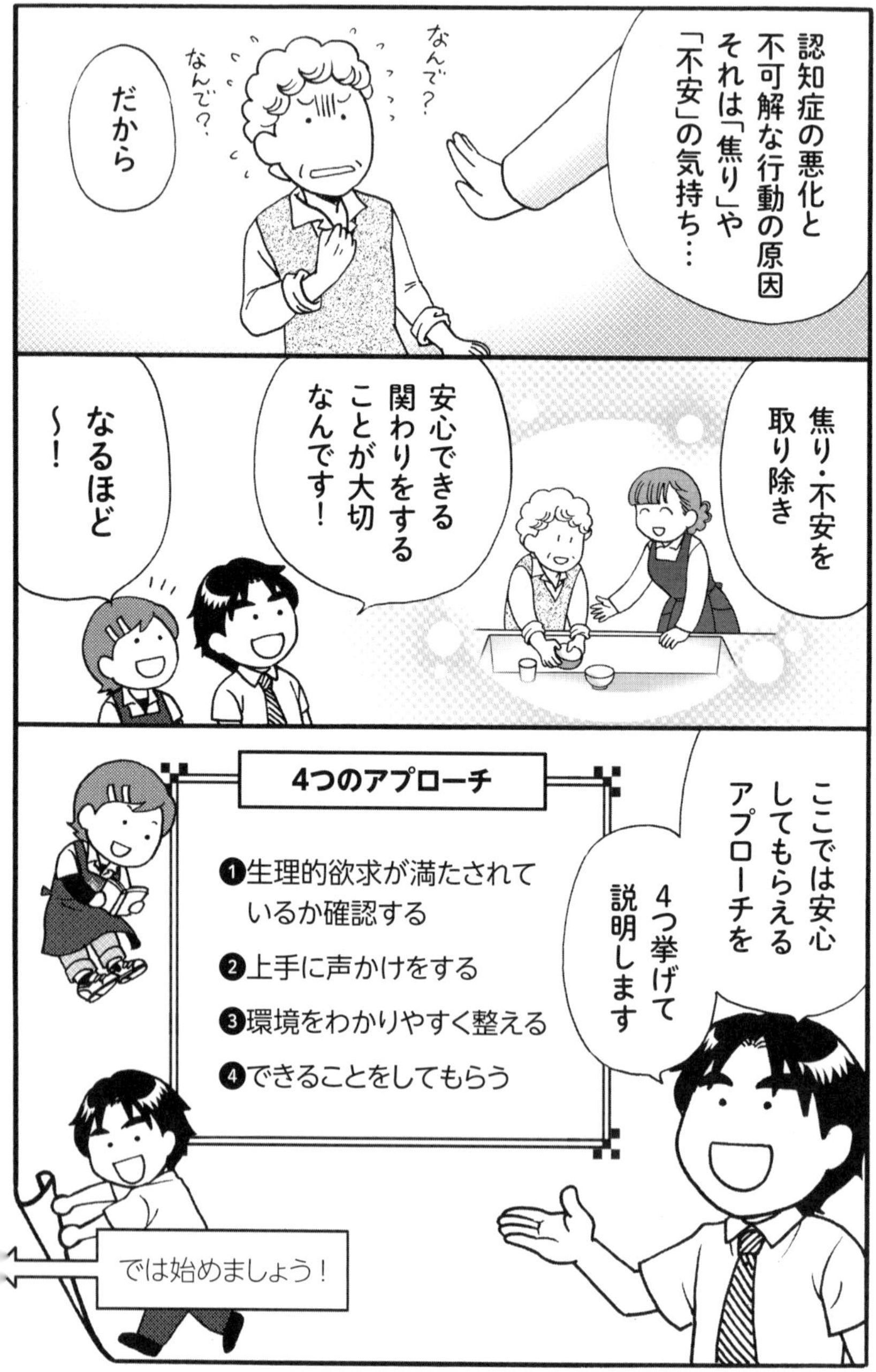
認知症の悪化と不可解な行動の原因それは「焦り」や「不安」の気持ち…
なんで？
なんで？
だから
焦り・不安を取り除き
安心できる関わりをすることが大切なんです！
なるほど～！
ここでは安心してもらえるアプローチを
4つ挙げて説明します
4つのアプローチ
❶生理的欲求が満たされているか確認する
❷上手に声かけをする
❸環境をわかりやすく整える
❹できることをしてもらう
では始めましょう！

❶ 生理的欲求が満たされているか確認する

＋急に怒りっぽくなるのは体に原因があるのかも

自宅で介護をしている家族から、ときどきこんな相談を受けることがあります。
「うちのおばあちゃん、最近イライラがすごくて……。ここ数日の間に急にひどくなった気がするんです」

また、仕事で介護施設に見学に行くと、カンファレンス（会議）でこんな話になることもあります。

職員Ａ「最近○○さん、怒りっぽいですね。昨日も、急に暴言が出たりするから困ってしまって……」

職員Ｂ「そうそう、不機嫌な日が多いというか、以前に比べて笑顔が少なくなったような気がするなあ」

こういうとき、介護者はつい「認知症が進んだに違いない」と考えがちです。でも、そ

う決めつけてしまう前に確認すべきことがあります。確認すべきこととは、

生理的欲求がきちんと満たされているか

です。

みなさんは、今までの人生で徹夜したことがありますか？

忙しくてお昼ご飯を食べられなかったことがありますか？

便秘になったことがありますか？

みんな「ある」のではないでしょうか。そういうときは絶対に「しんどい」はずです。俗に「心身相関」と言ったりしますが、体のしんどさは、そのまま心のしんどさ・イライラにつながります。

徹夜明けも、昼食抜きも、便秘もイライラしますが、多くの人はこのイライラをまわりの人にぶつけたりはしません。我慢できる人が多いですよね。

✚ 原因に心当たりがないから我慢できない

しかし認知症の人は、たとえ初期の人であっても、イライラを我慢しづらくなる傾向があります。

その原因は「記憶障害」にあります。アルツハイマー型認知症の初期の症状として「覚えられなくなる」ということがあります。「覚えられなくなる」から「我慢できなくなる」のです。

たとえば私たちなら、徹夜明けは体がしんどいですが、〈そういえば、昨日から忙しくて一睡もしていないなあ〉などと、自分が眠れなかった理由は覚えています。

便秘なら〈日曜日から5日もお通じがない。だからお腹《なか》が痛いんだ〉とか、夕方に〈腹が減ってしんどい〉と思っても、〈今日は忙しくて昼食を抜いたからな……〉と事情を思い出せるのです。

ところが認知症の人は、自分が昨晩眠れなかったこと、お通じが5日もないことを覚えていられません。

つまり本人は「理由がわからないけど体がしんどい」状態なのです。

理由がわからないのに体がしんどい。
だから、心もしんどくて落ち着かない。

こういう状態なのだと考えてください。

そんな状態で「人の気持ち」はどう変化するでしょう?

たとえば、運動していない人がたまに運動をすると筋肉痛になります。朝起きて足が痛かったとき、〈昨日、頑張りすぎたのがまずかった〉などと思いますよね。

それがもし、まったく運動もしていないのに朝起きて足が痛かったらどんな気持ちになるでしょうか。〈病気か？〉と不安になるはずです。

原因に心当たりがあるから、人はしんどくても我慢できるのです。

また、原因がわかるということは、「対処法がわかる」ということでもあります。徹夜明けでしんどいとき、「今日は早めに寝よう、そうすれば明日は元気になれる」と考えれば安心できますよね。だからやり過ごせるのです。

ところが認知症は「すぐ忘れて覚えられなくなる病気」です。記憶障害のため原因が記憶になかったら、そのしんどさの理由はどんなに考えてもわからないし、対処もできません。だから我慢できず、イライラ・怒りにつながるのです。

＋「欲求五段階説」で考えるとわかりやすい

アブラハム・マズロー（1908〜1970）というアメリカの心理学者をご存じですか？　介護福祉士などのケア職や看護師なら、一度は名前を聞いたことがあるでしょう。

マズローは「欲求五段階説」を提唱しました。彼は、人間の欲求は5つに階層化して考

マズローの欲求五段階説

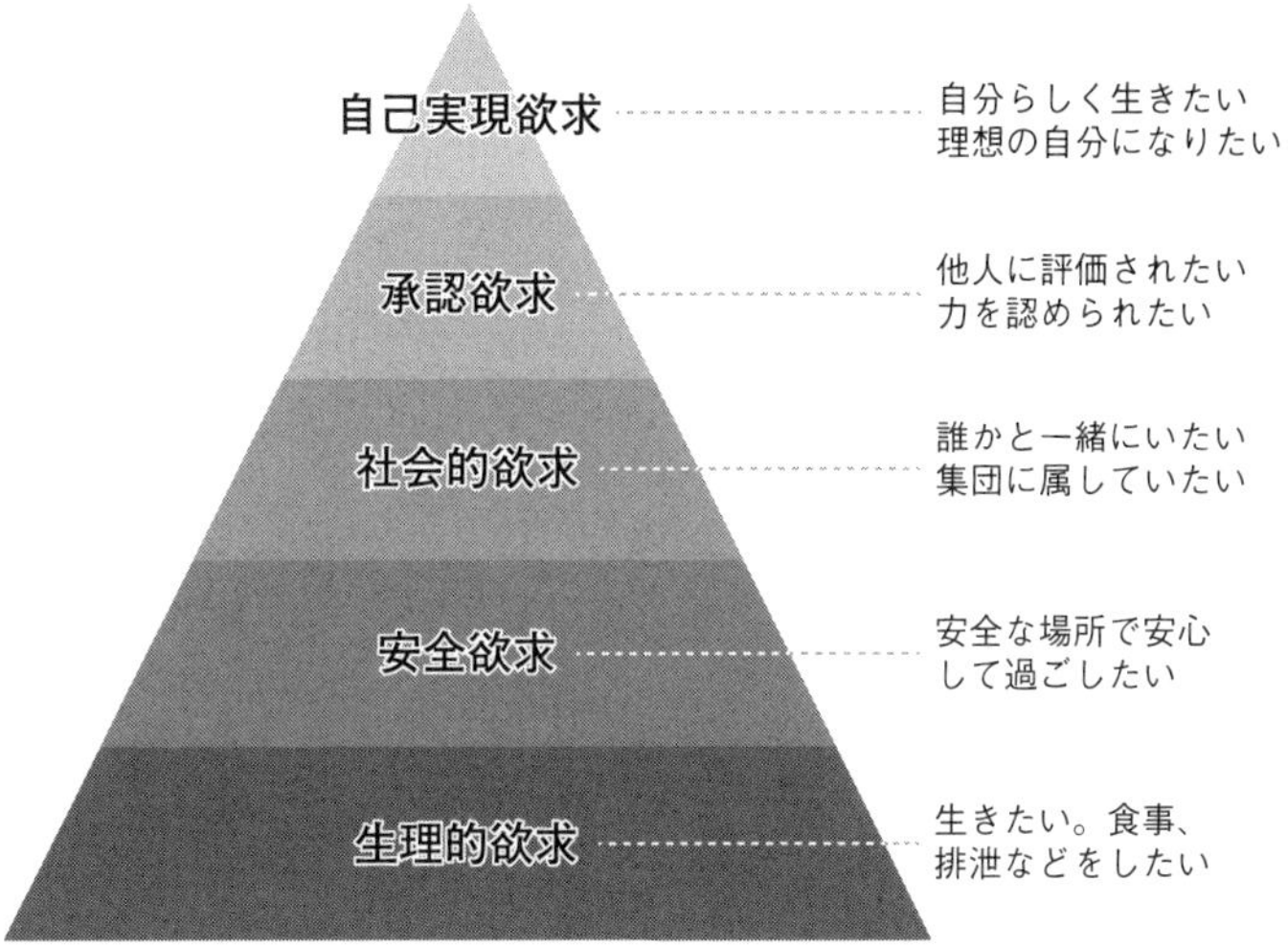
自己実現欲求
自分らしく生きたい
理想の自分になりたい
承認欲求
他人に評価されたい
力を認められたい
社会的欲求
誰かと一緒にいたい
集団に属していたい
安全欲求
安全な場所で安心
して過ごしたい
生理的欲求
生きたい。食事、
排泄などをしたい

えられると説きました。

　このピラミッドでは、下のほうにある欲求ほど、その人にとっての優先順位が高いとされています。

　つまり、人間が真っ先に満たしたいのは「生理的欲求」であり、それが満たされたらようやく「安全欲求」が出てくる、という具合に、下の欲求がある程度満たされることで、その上の欲求が出てくると考えられているのです。

　生理的欲求というのは、わかりやすく言うと食欲・排泄欲《はいせつよく》・睡眠欲のような、生命維持に必要な根本的欲求です。

　たとえば寝不足で困っている人に「将来はどんな暮らしがしたいですか」などと、「自己実現欲求」に関する質問をしても、本人からしたら「そんなことより、まず眠りたい！」というのが本音でしょう。認知症の人は、「この眠りたい！」が言えないのです。原因が記憶にないからです。失語の症状が出ていて、言えないこともあります。

「生理的欲求」をベースに生活しているという点では、認知症の人も認知症でない私たちも何ら変わりません。

ですから、私たち介護者は、目の前にいる認知症の人がイライラしたり落ち着かなくなったりしたとき、まずは「生理的欲求」がきちんと満たされているか、確認する必要があるのです。つまり、その人が、

●空腹を感じていないか
●便秘になっていないか
●きちんと眠れているか

などを確かめるところから始めましょう、ということです。

たとえば、便秘が解消されただけでお年寄りのイライラがなくなった、という例は、いくらでもあります。

逆に確認の段取りを踏まず、「認知症が進んだから」と決めつけてしまうと問題は解決しないままになってしまうので、注意する必要があるわけです。

❷ 上手に声かけをする

＋ 声かけだけで「できること」は増える

現場で働いていたころ、こんなご家族を担当したことがあります。老夫婦二人だけで暮らしているのですが、おじいさんは、ものすごくしっかりした人でした。

おばあさんは認知症。自分でトイレまで歩いていけますし、排泄も一人でできますが、トイレで失敗することがありました。何を失敗するかというと、用を足したあとトイレのスリッパを履いたまま廊下に出てきてしまうのでした。

おじいさんは、トイレのスリッパで家のなかを歩かれるのがイヤでたまりません。

自分の手が空いているときは、トイレに行くおばあさんの後をついて歩いていました。

そして、おばあさんがスリッパを履いたままトイレから出ようとすると、

「スリッパ脱がな、あかんぞ！」

と怒ります。するとおばあさんは、

「ああ、そうや。脱がんと」

と言って、きちんとスリッパを脱ぐことができます。

傍《はた》から見るとこの光景は、「夫が妻に注意している」場面にしか見えないでしょう。

しかし、実はこれは「声かけ」という立派な認知症ケアになっています。

声をかけるだけで、認知症の人の「できること」が増える
という場合があるのです。

おばあさんの不可解な行動は、「トイレのスリッパを脱ぐ」という行為が記憶のなかにないから引き起こされていると考えられます。

その「記憶にないから、できない」部分が、声かけで補われているわけです。おじいさんの言い方がちょっとキツイのは気になりますが、介助にはなっているんですね。

＋「怠けている」と誤解してはいけない

「声かけ」は、わかりやすく言い換えると「おしゃべり」です。

私たちは普段、無意識におしゃべりしています。このおじいさんは、認知症には詳しい人でしたが、私たちと同じように無意識にしゃべりかけています。だから、自分が「声かけ」というアプローチをしているとは思っていませんでした。

介護者は「能力」、すなわち「○○ができるか／できないか」を中心に認知症の人を見てしまいがちです。そして「できない」と見ると、つい口出しをします。すると、先の老夫婦のように「できる」状態になる場合もあるため、ときには家族が、「できるじゃないか！　どうしてオレがいないところでは怠けるんだ！」

と、認知症の人につらく当たってしまう場合もあります。

でも、すでに指摘したことですが、認知症の人の頭のなかには「わかること・わからないこと」が混在していて、「わからないこと」につまずくから、できなくなっているのでした。

認知症の本人には「自分がどこでつまずいているか」はわかりません。だから自分では「直せない」「できない」のであって、怠けているわけではないのです。家族はそこを誤解しやすいのです。

このちょっとした誤解が、たとえば現在問題になっている虐待につながっているのかも……と、私なんかは思ってしまいます。

自分のしていることの意義が理解できていれば、先のおじいさんも、もう少し穏やかに声をかけられたかもしれません。

＋声かけで日常動作が復活することも

あなたが介護職であれば、デイサービスや介護施設で、次のような認知症の人を見かけたことがあるのではないでしょうか。

●食事のあと歯ブラシを渡しても、ぼんやりしたままみがかない人
●洗面所で顔を洗ってもらったあと、タオルを渡してもそのまま止まってしまう人
●「料理をしましょう」と誘うと取り組もうとするが、包丁を持ったきり何もできなくなる人

こういう状態を目の当たりにすると、私たちはつい、

〈ああ、〇〇ができなくなったんだ。明日からは私が全部やらなきゃ……〉

とガックリしがちです。

本当にそうでしょうか。もしかしたら「行動しない」のは、いくつかある手順のうちの、たった一つがわからなくて「できない」だけかもしれません。

第2章で、実行機能障害のために自動販売機でジュースを買えなくなった男性の事例を

取り上げました。そのときは、「何をすればいいんだっけ」とたたずんでいる父親に、娘が声をかけたことが、問題解決につながりましたね。それと同じようにしてみましょう。

●歯ブラシを渡すだけでなく、「歯をみがいてくださいね」と一言添える
●タオルを渡すだけでなく、「これで顔を拭いてくださいね」と声をかける
●包丁を握ったところで、「まずジャガイモを切りましょう」「次に鍋を火にかけましょう」と、一つひとつ段取りを伝える

こうした配慮で、歯磨きが、洗面が、あるいは料理ができる人はいるのです。

読者のなかには、ホームヘルパー（訪問介護）を利用している在宅介護中の方がいるかもしれません。そういう方はぜひ、担当のヘルパーさんに、

「どんな声かけをしたら、○○ができるようになるだろうか」

と相談してみてください。

もちろん、声かけだけでは解決できない問題もあります。でも、伝わる言葉が発見できれば、家族もヘルパーさんも、単なる「お世話係」にならずに済むでしょう。

私たちが声をかけなければ、認知症の人にとって「一生できないまま」のこ

とが増えてしまうのです。そうすると、生活できなくなってしまいます。

独居で生活できなくなる認知症のお年寄りがいますよね。もしかしたらそういう人は、「声をかけてくれる人」がいないから、暮らしていけないのかもしれません。そう考えると、無意識に発している「一言」の意味に気づけるのではないでしょうか。

✚「キーワード」を見つけよう

声かけで気をつけたいのは、「伝わる言葉」が、お年寄りによって一人ひとり違う、ということです。

介護施設である日、こんなことがありました。ある年の3月3日、「今日のおやつは綿菓子です。はいどうぞ」と言って職員が、あるお年寄りに手渡しました。するとそのお年寄り、「うまいわ〜」「いや、ホンマおいしい」と、ずいぶんとおいしそうに食べるのです。

あんまり喜ぶので、気をよくした職員は2日後、また綿菓子を買ってきて、

「綿菓子ですよ〜」

と声かけしつつ、同じお年寄りに渡しました。もちろん、喜んでくれるだろうと期待しての行動です。

すると、2日前にはあれほどおいしそうに食べていたのに、綿菓子を渡されたお年寄りは、それで鼻をかんでしまったのです。

この職員は「認知症が進んだ」と思ったそうですが、たった2日間で認知症が一気に進むことは、まずありません。

3月3日はうまくいったのに、3月5日はダメだったのは、なぜか？

原因は、「キーワードが違った」からでした。

この認知症の人は、「おやつ」という言葉はわかったのです。

逆に「綿菓子」という言葉は忘れていたのでしょう。

だから、綿菓子と言われてもピンとこなかったと考えられます。

単語一つの扱い方で、認知症の人の反応は違ってきます。キーワードがすぐに見つかるとは限りません。くり返し関わり続けて探ってみましょう。

＋気持ちを否定しない言葉かけを

なお、声かけのときにこそ、認知症の人の気持ちを考えることが大事になるので注意しましょう。ある介護施設で起きた話を紹介します。

認知症のおばあさんが、歯ブラシをヘアブラシだと勘違いして、髪をとかしていました。物が正しく認識できない「失認」です。

気づいた介護職がゆっくり近づき、優しく声かけします。

「○○さん、それ、歯ブラシですよ。こっちを使ってくださいね」

と、親切にヘアブラシを渡しました。本当にていねいに接しています。

それなのに、おばあさんは、

「もう、かなわん！」

と怒って自室に閉じこもり、そのあとのケアが大変になってしまいました。

なぜ怒ったのか？　おばあさんは失認のため、「自分はヘアブラシで髪をとかしている」と思っていました。職員はそこに〝違う〟というニュアンスの声かけをしてしまったのです。つまり「否定」したわけで、だから本人を怒らせたのでした。

ではこの場合、どのような言葉をかければよかったのでしょうか。本人の気持ちを考えてみましょう。

試しに、自分が歯ブラシで髪をとかしていると想像してみてください。

歯ブラシのヘッドは、ヘアブラシのそれよりだいぶ小さいはずです。

そんなブラシで、うまく髪を整えられるでしょうか。

きっと多くの人が〈使いにくい……〉〈なんか変……〉と感じるでしょう。

認知症の人も、きっとそのように感じているはずです。だとすると、

「○○さん、それ、使いにくくありませんか？　こちらのほうがいいですよ」

と言いながら、さりげなくヘアブラシを勧めれば、否定しないで済むとわかるでしょう。

職員の「それ、歯ブラシですよ。こっちを使ってくださいね」という声かけは、おばあさんが髪をとかし始める直前なら、声かけとして有効だったかもしれません。

でも、いったん髪をとかし始めてしまったら、おばあさん本人からすれば否定になってしまうのです。そこにうまくいかない原因があったのでした。

ケース　リハビリパンツを替えさせてくれない人

次ページのイラストを見てください。

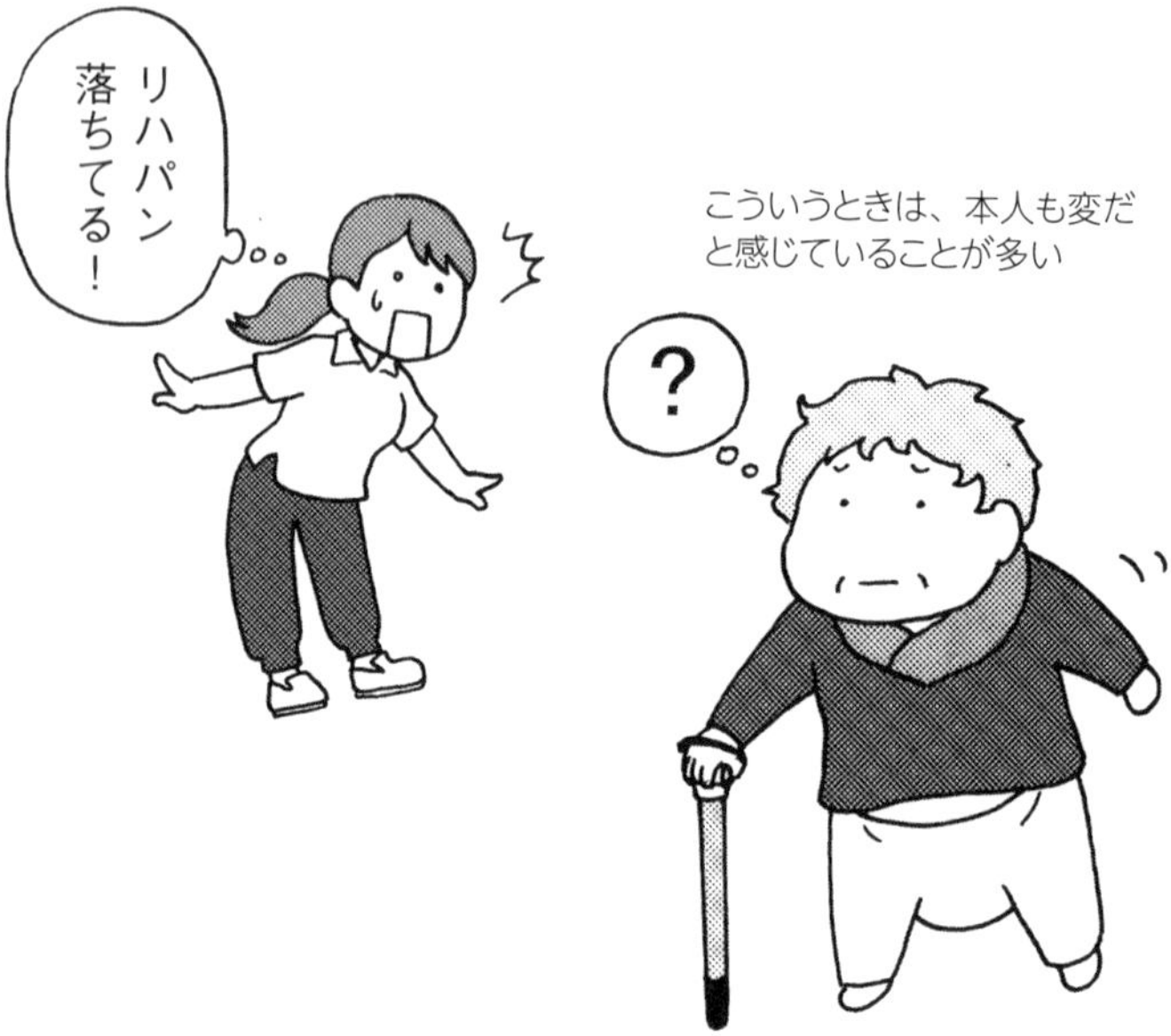
リハパン
落ちてる！
こういうときは、本人も変だと感じていることが多い
?

おばあさんが歩いています。それはいいでしょう。問題は、リハビリパンツ（リハパン）が垂れ下がったままになっていることです。

なぜこんな「不可解な行動」になってしまうのか？

1度排尿した程度では、リハパンは下がりません。

でも、3度、4度とくり返されると、重みで下がってイラストのような状態になることがあります。

病気の視点から考えてみましょう。認知症は記憶障害がある病気でした。それでも、尿が出ている瞬間はきっと「あ、出てる！」とわかると思います。

しかし、出ている瞬間はわかっても、

終わったらやがて排尿したことを忘れてしまうかもしれません。忘れてしまったのであれば、本人には「排尿した」という自覚はないことでしょう。

では、どう関わればいいのでしょうか。あるグループホームでは、職員さんがこう声かけしました。

「○○さん、おしっこ出てるみたいですね。替えましょうか」

ごく小さな声でささやきます。プライバシーには、しっかり配慮できています。

ところがおばあさんは、

「おしっこなんてしてない！」

と、激怒……。職員さんは何とかわかってほしい一心で、ズボンをさわって、

「ほら、こんなに重たいですよ」

と呼びかけますが、おばあさんはますます怒りを募らせて、手が付けられなくなります。

時間をおいて、他の職員がチャレンジ。

「○○さん、きれいなパンツ持ってきたから、替えましょうか」

するとおばあさん、

「わしのは汚くない！」

……また怒ります。何とか交換しないといけない状況ですが、どうしたものでしょうか。

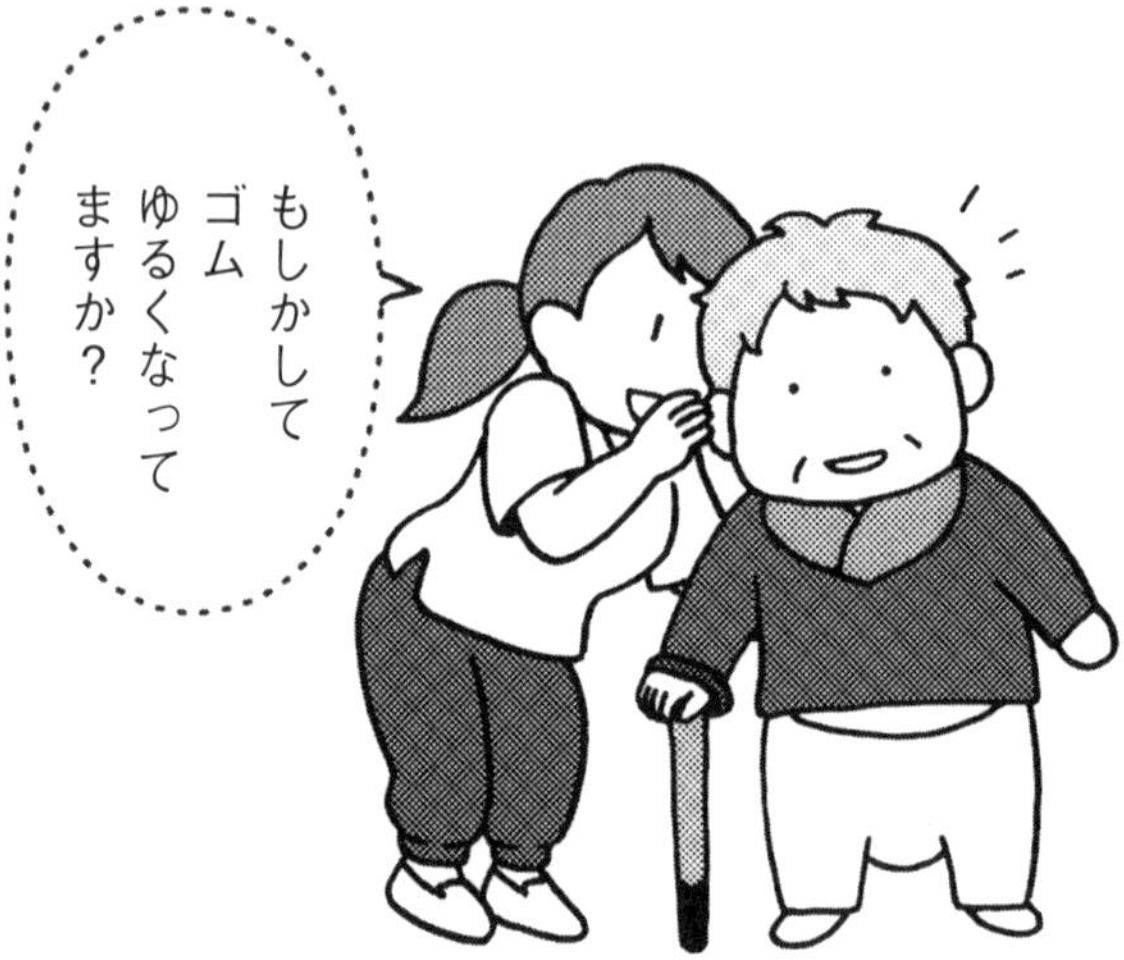

こういう場面でも、「気持ち」を考えないと適切な関わりはできません。

たとえばあなたが、排尿に失敗した覚えもないのに、

「おしっこ、出てるみたいですね」

「下着、汚れてるみたいですね」

と言われたら、どう感じます？　きっとイヤな気持ちになるでしょう。怒りたくもなりますよね。認知症の人だって同じです。だから、かけるなら別の言葉を選ばなくてはいけません。

認知症の人から見ると、「何もしていないのに、パンツが勝手にずり落ちてくる状況」が起こっているわけです。

どんなときにそうなるかというと、「パンツのゴムがゆるんだとき」が考え

られますよね。

だから、認知症ケアが上手な職員さんは、こう声かけしました。

職員さん「〇〇さん、もしかしてゴムゆるくなってますか？」
お年寄り「落ちてくるんじゃ」
職員さん「じゃあゴム入れ替えましょうか」

これで怒らせることもなく、すんなり交換できました。

なお、この声かけも、タイミングが大事です。おばあさんが、〈なんでパンツが下がるんだろう〉と解《げ》せない顔をしているときとか、パンツを引き上げようとしている瞬間など、本人が〈何とかしたい〉と思っている瞬間をつかまえる必要があるんです。

このように、声かけではとくに「気持ち」を想像してみることが大切になりますし、同時に声をかける「タイミング」も大切になるのです。よく覚えておきましょう。

3 環境をわかりやすく整える

＋くり返される電話を止めた方法

ある家では、娘さんが認知症のお母さんのお世話をしていました。娘さんは毎日、朝から昼ごろまで仕事に出かけ、その間、お母さんは家で一人になります。

この家族を担当している介護職は、娘さんからある日、こんな相談を受けました。

「職場にいると、母から『今どこ?』『何時に帰ってくるの?』という電話が毎日10回は入るので、とても仕事になりません。何かいい方法はないでしょうか」

この場合、さきほど紹介した「声かけ」だけでは効果がないことがわかります。

電話に出た娘さんは、必ず「今、仕事よ」「1時には帰るから」と伝えるはずです。

また、電話がかかってきたら、「もう電話しないで」と言うこともあるでしょう。

ところがお母さんは認知症なので、記憶障害によって娘さんの言葉をすぐ忘れてしまうのです。だから、「電話したこと」「話した内容」を忘れてしまい、何度も娘さんに確認してしまったのです。

いろいろ考えた末、介護職は次のようにアドバイスしました。

「電話の上に小型のホワイトボードを取り付けて、『午後1時に帰ります』と書いておいたらどうでしょうか」

娘さんがその方法を試してみると、仕事中にお母さんから電話がかかってくることはめったになくなり、業務に集中できるようになったそうです。

なぜでしょうか？

書いて掲示したら伝わった理由は、第一に、伝達手段が音声ではなく文字になった、という点にありました。

＋「考え続けられるようにする」のがいい

私たちは、話した内容を忘れないために、文字に残します。音声は、発した瞬間から消えていってしまい、確認できません。ですが、文字は消さなければ残るので、あとから必要なだけ時間を使って確認できます。

このケースでは、その「情報を残す」という作業をケアとして行ったのです。

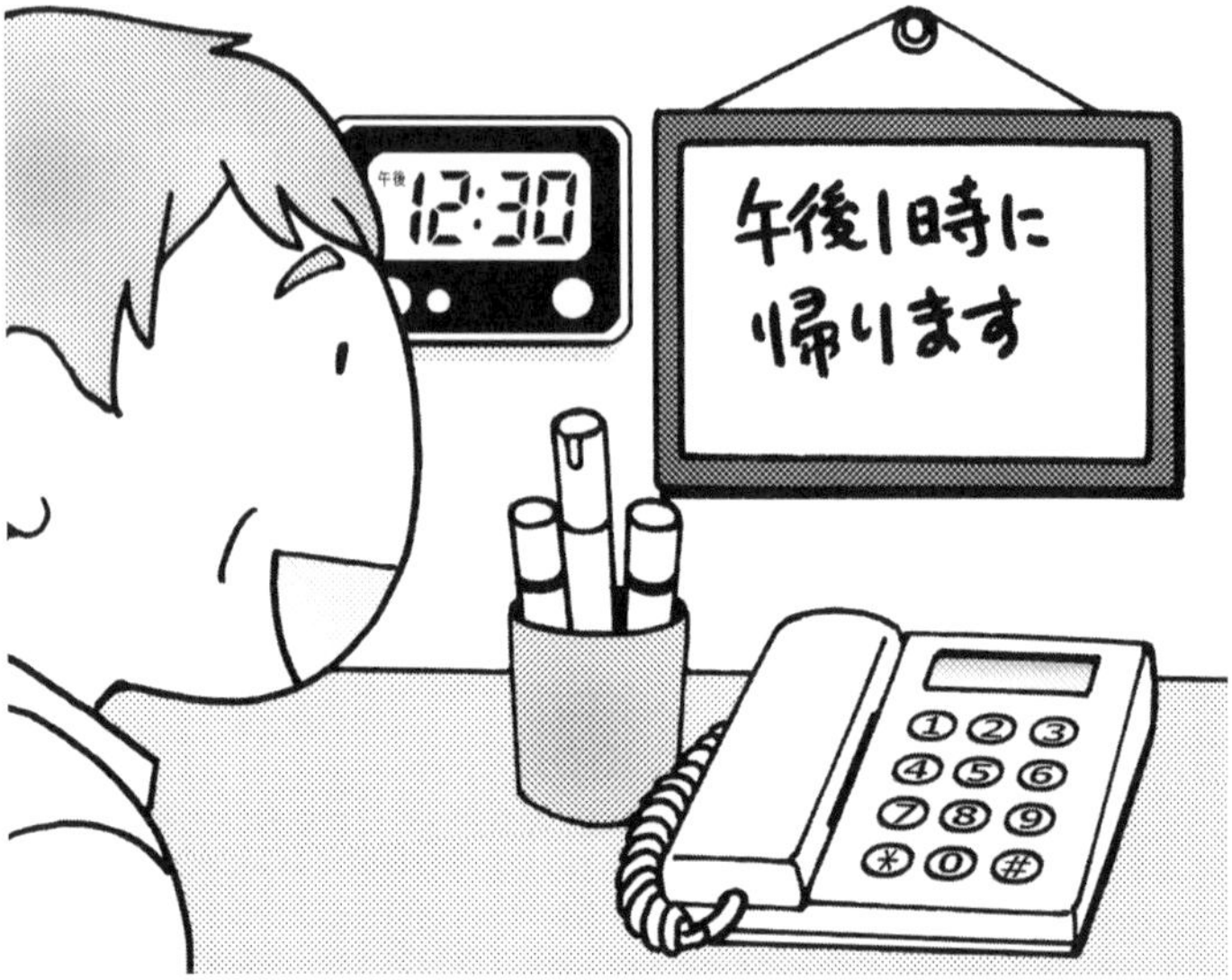

時計をそばに置けば、さらにわかりやすくなる

認知症の人には記憶障害がありますが、それでも目の前に文字があれば、自分のペースで確認して、意味を理解することができます。ホワイトボードを掲示したあとは、

お母さんが電話をかけようとする
↓
ホワイトボードが目に入る
↓
気になっていた「娘の帰宅時間」が確認できる
↓
娘に電話をする必要がなくなる

というふうになったのです。電話をか

けようとするたびにホワイトボードに気づけるので、電話をしなくなったのでした。記憶障害はそのままですが、「覚えなくてもいい」「確認できる」環境が整ったおかげで解決できました。

✚ 常に本人の目に入るようにするのも大切

このケースを読んで、〈わざわざホワイトボードを買わなくても、メモに書いておけばいいだろう〉と考えた人がいるかもしれません。悪くないアイデアです。

でも、「文字にする」という点では同じでも、メモでは不十分なのです。

実際、先ほどの介護職は、最初はメモを提案したそうです。ところが後日、娘さんからまた相談がありました。

「『午後1時には帰ります』と書いたメモを置いたら、確かに電話は減りました。でも、今まで10回だったのが9回になった程度で、相変わらず困ってます」

娘がわざわざ書いてくれた、帰宅時間を確認できるメモ。それは、お母さんにとっては「大切なもの」のはずです。

あなたは大切なものをどうしますか？　電話のそばに置きっぱなしにはしませんよね。

きっと、どこかにしまっておくのではありませんか。

だからお母さんも、メモを折りたたんでポケットにしまったのです。

そして、記憶障害のため「しまった」ということ自体を忘れたのです。

結果、メモを見ることのできた1目回は電話をやめましたが、その後は帰宅時間が確認できず、電話をかけるしかなくなったのでした。

だからホワイトボードが必要になったのです。気持ちを想像することで、よりよい関わりが導き出せた好例といえるでしょう。

✚ ちょっとした表示で介護は楽になる

この電話の例に限らず、書いて表示しておくことで解決できる「困りごと」は、実はけっこう多いのです。たとえば、

● あるおじいさんはシャワーのとき、湯が出るハンドルと水が出るハンドルの区別がつかなくなり、シャワーを使えなくなっていました。
⇩「**湯**」「**水**」**と書かれたシールを貼ったところ、区別できるようになりました。**

●自動お湯はり機能付きのお風呂を、認知症のおばあさんの家に設置しました。ボタン一つ押せば給湯できるのに、おばあさんはお風呂に入った形跡がありません。
⇩**自動給湯ボタンの上に「お湯が出ます⬇」と書いて貼ったら、お風呂に入るようになりました。操作がわからなかったのだと判明しました。**

●冷蔵庫に卵があるのに、それを忘れて何度も買ってきてしまうおばあさんがいました。
⇩**冷蔵庫にホワイトボードを取り付け、なかにある物を書き出したところ解決できました。**

●ハンドソープで頭を洗ってしまうおばあさんがいました。
⇩**「手洗いせっけん」と書いた紙をラミネートしてボトルに貼ったところ、頭を洗わなくなりました。**

こういう例はめずらしくありません。

★給湯ボタンに矢印をつける

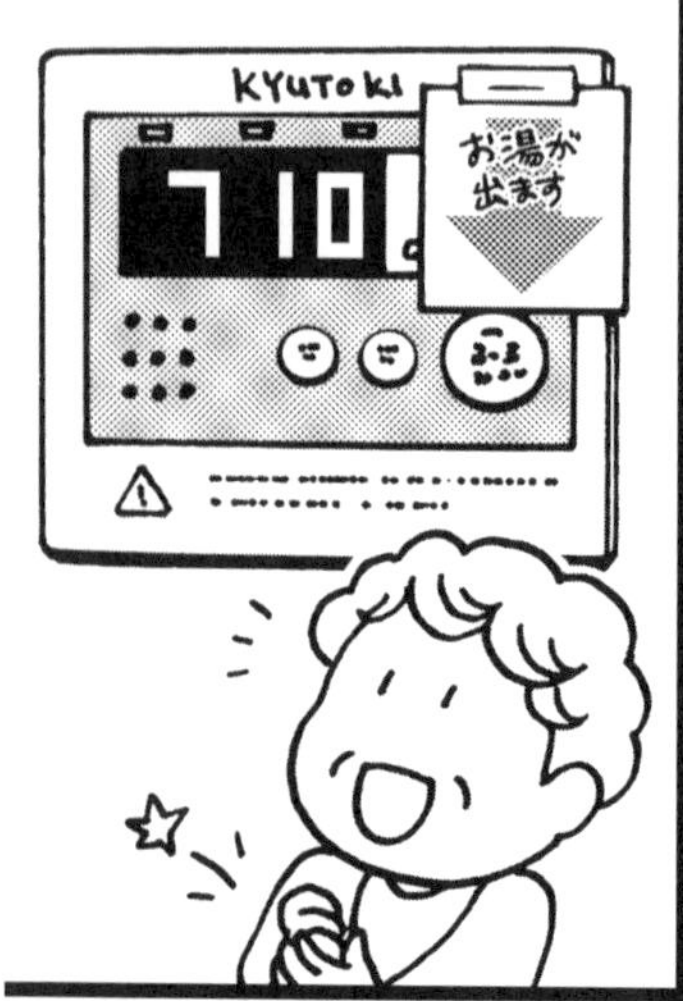

★「湯」「水」を表示

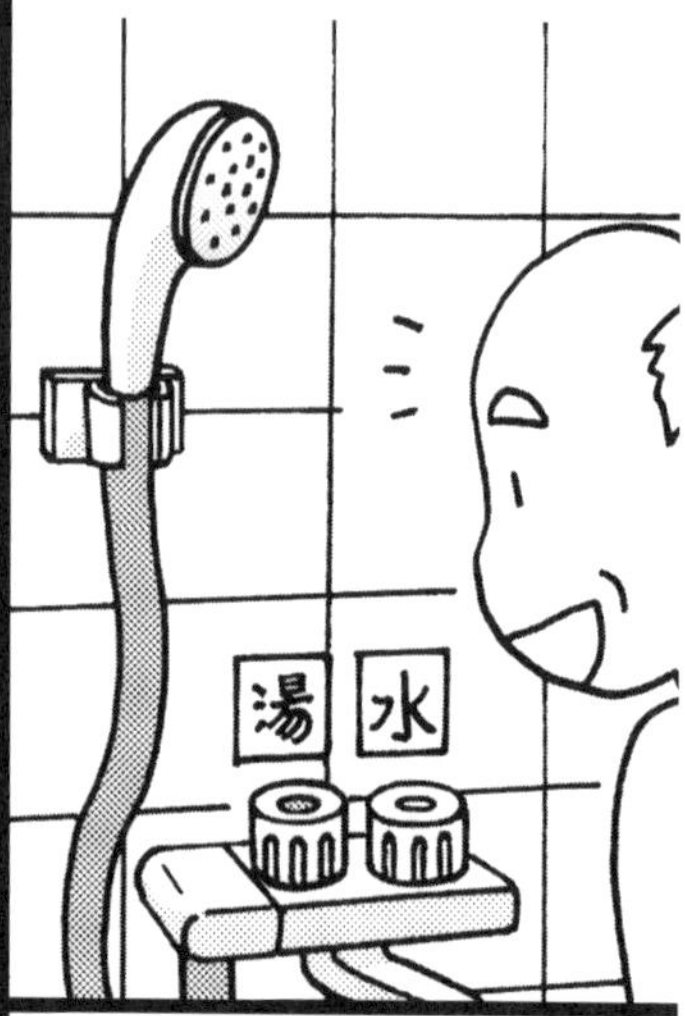

★手を洗うものと表示

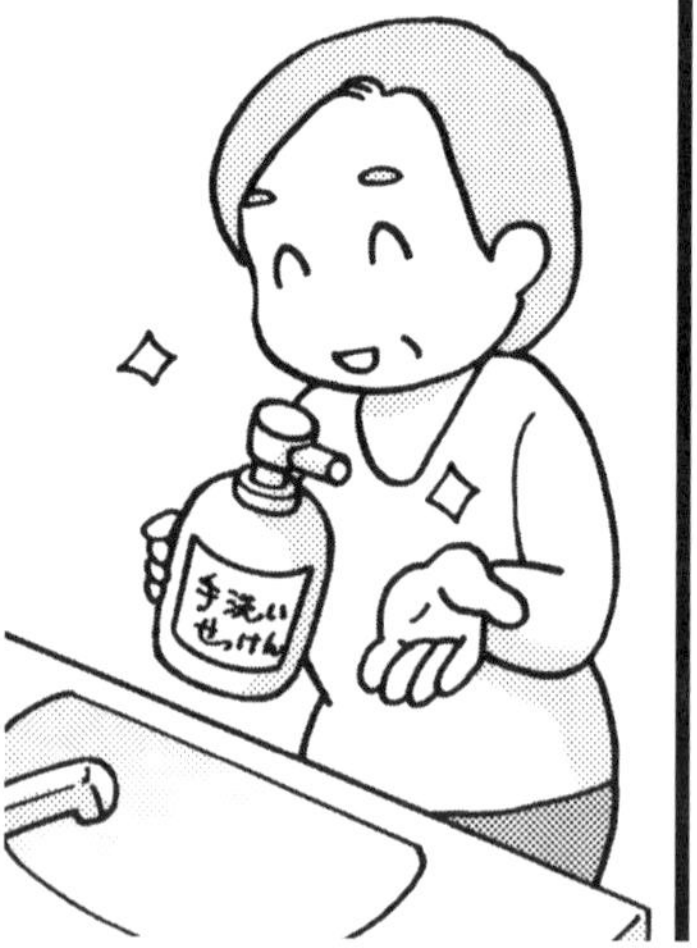

★冷蔵庫の中身を掲示

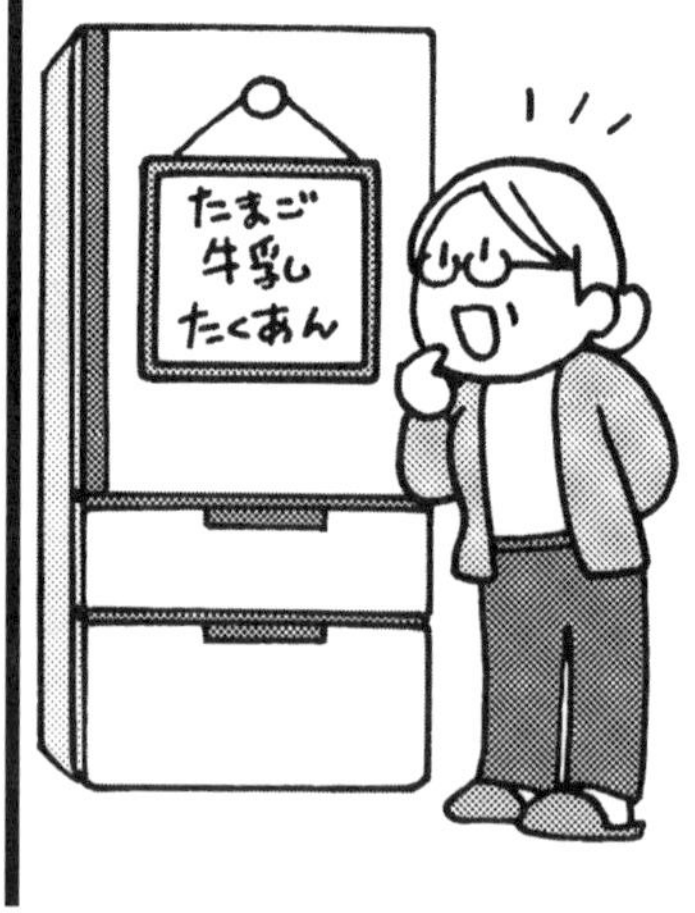

上手に表示するだけで「できること」は増えるのです。でも、それを介護者が知らないと、たとえば「シャワーを使えない」お年寄りを目にしたとき、〈あーあ、明日から私が介助しなくちゃ〉と考えてしまいます。ですが、「何がわからないのか」「どこでつまずいているのか」をきちんと見抜けば、ひと手間かけるだけで介護の負担は大きく軽減できるかもしれません。全介助を考える前に、試す価値のあることはいろいろある、というわけです。

前にも書きましたが、認知症の人を理解するには時間がかかります。すぐにあきらめず、試行錯誤しましょう。

＋その人に伝わる言葉で表示を

表示をするときに大切なのは、「その人」にわかる表示をすることです。

ある認知症のおばあさんは、自宅の廊下で排尿してしまうことがありました。注意して観察すると、ウロウロとトイレを探している様子が確認できます。

場所がわかれば解決できるかも、と考えた家族は、トイレの扉に大きく「便所」と貼りだしました。ところがおばあさん、相変わらず廊下で排尿してしまいます。

相談を受けた私は、家族に「おばあさんは普段、『便所』と言ってますか？」と尋ねました。しばらく考えたあと、家族はこう言いました。

「そういえば、いつも『おしっこ場はどこや？』と言っていました」

そこで、トイレの扉に「おしっこ場」と書いて貼ったら、おばあさんは自分でトイレに行けるようになりました。

わかりやすい言葉や伝わりやすい伝達手段は、人によって異なります。ですので、**介護者が「その人にどうすれば・どんな言葉なら伝わるのか」を考える必要があります。**

そのためには、本人が話している言葉を日ごろからよく聞いておかなければなりませんし、介護職なら記録に残しておく必要があるのです。

本人の言葉のなかに答えはある！

大事なことなので、覚えておいてください。

✚「見よう見まね」ができる環境にしてもいい

書いて表示するだけが「わかりやすくする」方法ではありません。こんなケースがありました。

あるデイサービスには、家庭用の浴槽と、4〜5人で入れる大浴場の2つのタイプの浴槽があります。そこに通っている認知症のオオヤマさん（女性）は、家庭用の浴槽で個浴（個別入浴）をすることになっていました。

オオヤマさんは別に風呂嫌いではありません。自分から脱衣室まで行き、服を脱ぎ、浴室に入ります。ところが、いざ入浴となるとうまくいきませんでした。

●職員が「シャワー出しますね」と声かけしても、体にシャワーのお湯がかかると「もう、かなわん！」と嫌がって立とうとする。

●何とかなだめて、石鹸《せっけん》をつけたタオルを渡すと、「助かるわ」と言うが体を洗わない。

●立ったまま浴槽をまたごうとするので転びそうになる。

●「手すりをつかむと楽ですよ」などと職員が伝えても、「うるさい！」と不機嫌になるばかり。

いつもこんなふうに不穏になってしまうのです。

あるとき、新人職員が間違ってオオヤマさんを大浴場へ誘導してしまいました。

気づいたベテラン職員が慌てて浴場を見に行きます。驚いたことに、オオヤマさんは他のお年寄りと並んで体を洗っていました。しかも、その人の後に続いて浴槽までのスロープをきちんと歩き、安全に入浴――。

個浴のときとは別人のようでした。

なぜオオヤマさんは、個浴ではなく大浴場でなら入浴できたのでしょう。

オオヤマさんは、すんなり服を脱いで浴室に入るところから見て、「お風呂であること」はわかっています。

でも、「シャワーとは何か」「体をどう洗うか」「浴槽へどう入るか」がわからなくなっていたのです。わかりにくい環境に置かれたオオヤマさんは、不安を感じたことでしょう。そこへ職員があれこれと声かけをしたので、混乱してしまったのでした。

では、なぜ大浴場では普通に入浴できたのでしょう？

それは、他の人が体を洗ったり、浴槽に入るのを「お手本」にできる環境にあったからです。オオヤマさんは他のお年寄りの行動をまねることで、安心して入浴できたのではないかと考えられます。

私たちも、初めての場所に行ったとき、まわりの人がしているのと同じことを見よう見

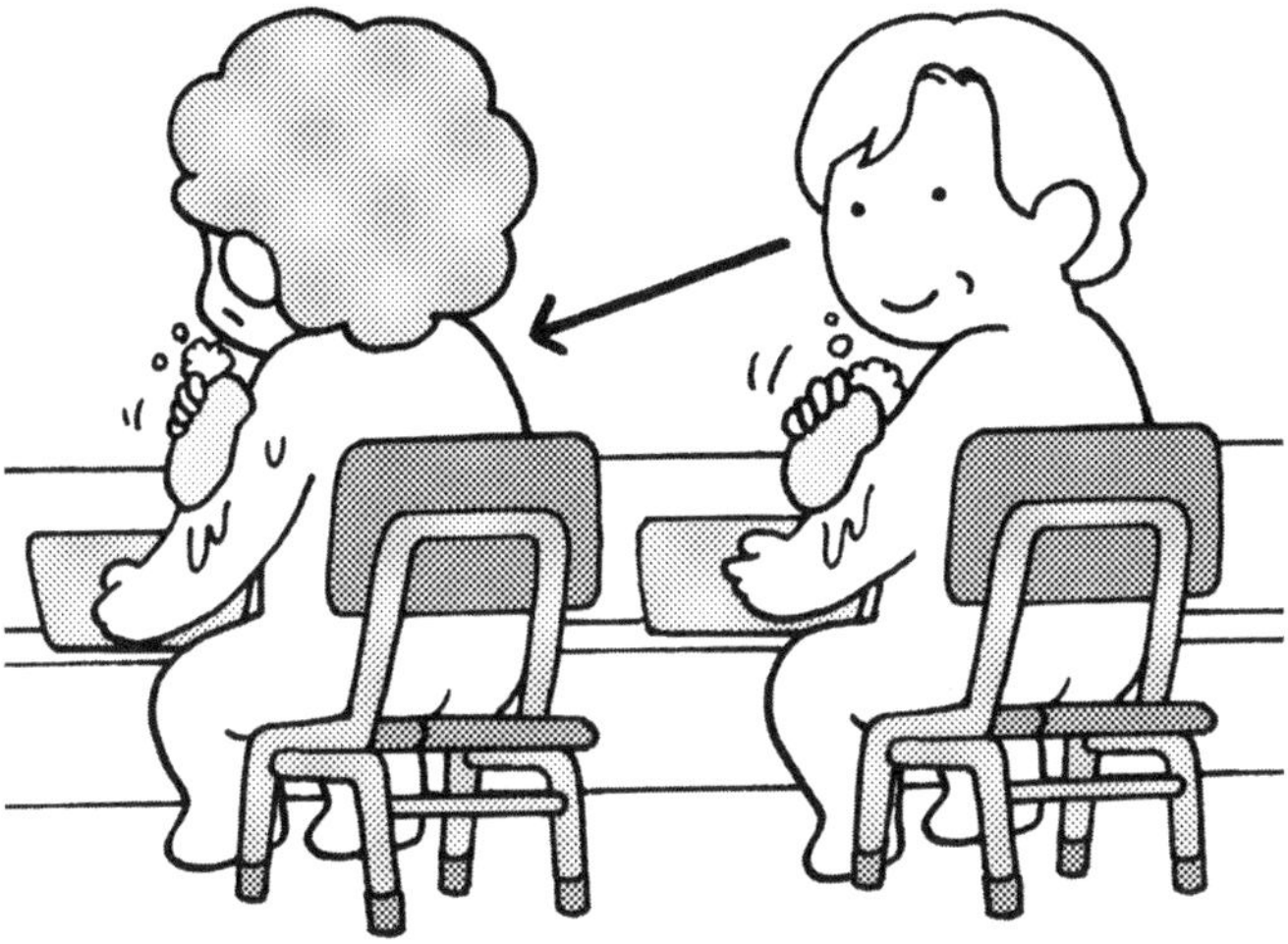

まねでやってみて、うまくいくと安心する、という経験をすることがあります。オオヤマさんもきっと、そのときと同じような気持ちだったでしょう。

介護ではとかく「個別ケアがいい」と言われます。家族も、身内が個別対応を受けているのを見ると無条件で安心してしまいます。

私は個別ケアを否定するつもりはありません。でも、集団ケアには集団ケアのよさがあります。

結局のところ、認知症の「その人」の反応次第で柔軟に対応していくのがベストだと思うのです。オオヤマさんのケースは、そんなことも教えてくれています。

❹ できることをしてもらう

✚ トイレに行くのに排泄はしないコニシさん

「おじいちゃん（おばあちゃん）が部屋のなかをやたら歩き回って落ち着かないので、困っています」

家庭や介護現場で、こんな悩みをよく耳にします。あるデイサービスでも、そんな問題が起こっていました。

利用を始めて1年になるコニシさん（男性）。トイレに行く回数の多い方で、多いときは5分おきに席を立つこともあります。立ち上がってあたりをキョロキョロ見まわし、デイサービス内をグルグル歩いてからトイレに行っていました。

〈場所がわかりにくいから、トイレが心配になるのかもしれないな〉

そう考えた職員は、壁に「トイレはこちらです」と書いた矢印を貼りました。

するとコニシさん、迷わずトイレに行けるようになりました。が、行く回数がやや減った程度で、大きな変化は見られません。

しかも、よく見ていると、トイレに行っても排尿は見られないことのほうが多く、ブツブツ独り言を言いながら、ただ座っているだけのようでした。

コニシさんはなぜ、こんなに落ち着かないのでしょう。注意深く観察してみると、いろいろなことがわかりました。

- ご飯を食べているとき、テレビを見ているとき、家から持参した本を読んでいるときは1時間ぐらいトイレに行かない
- 自立支援の一環としてみんなで作業をしているときや、レクリエーションのときにはトイレに行く回数が多い。とくに料理やパズルゲームなど、複雑で職員の声かけがないとできないことをしているときは、トイレの回数が圧倒的に多い

✚ なぜ室内で落ち着かないのか

ここまで観察できると、コニシさんがなぜ落ち着かないのか、原因がだいたい推測できるでしょう。

「認知症」という病気の視点から考えると、コニシさんには食事や読書など、「できること」「わかること」がたくさんある一方で、「わからないこと」がいろいろあることが見えてきます。トイレの場所がわからない「場所の見当識障害」はその一つです。「人の気持ち」の視点に立って考えてみましょう。コニシさんは職員の声かけ（＝介助）がないとできないことをしているときは、トイレに頻繁に行く傾向が見られました。つまり、他人の助けがいるときに落ち着かなくなっていたのです。

自分の身に置きかえてみましょう。私たちは、「他人の助けが必要なこと」をしていて落ち着けるでしょうか。

たとえば、同じテーブルで目の前の人が上手にやっているのに、自分はできないとき、そこは居心地のいい場所になるでしょうか。きっとその場を離れたくなるはずです。その場を離れて一人でも落ち着ける場所、それが、コニシさんにとってはトイレだったのかもしれません。だからトイレのなかで独り言を言いながら便座に座っていたのではないでしょうか。

コニシさんに限らず、トイレが落ち着くと感じる人は、読者のみなさんのなかにもいるはずです。

＋人として普通の気持ちが「帰宅願望」にされていた

誰だって、「わからないこと」「苦手なこと」をせねばならない場所では落ち着けません。コニシさんのように逃げ場所を探したり、あるいは〈帰りたい〉〈ここを出たい〉と思って当然なのです。

「自分はここに用はない」「ここでやることは終わった」――そう感じたとき、人は誰でも帰ろうとしますし、帰れない場合はホッとできる場所を求めるものなのです。

たとえば食事が終わったとします。終わったあとは、どんな人でも立って、その場から離れようとしますよね？

〈さあ、食べ終わったから、このまま1時間ばかり妄想にふけろう〉……なんて考える人は、まずいないと思います。何か「すること」がないと、人はそこにいられないんです。だから、席を立ち、歩きまわったりします。

認知症の人も同じです。ところが、そうした当たり前のことが介護の現場では、

「あの人は認知症だからウロウロする」

になってしまう……、それが怖いんです。

私たちが勝手に「帰宅願望」とか「徘徊」とレッテルを貼っているのは、案外そういう〝普通の行動〟だったりするわけです。

ここまで説明すれば、先ほどのコニシさんにどう関わればいいか、もうわかったことでしょう。コニシさんのできること・好きなこと・得意なことをしてもらえばいいのです。

人は誰でも「できることをする」ことで安心を感じられるようにできています。

できることをしているとき、人は落ち着くわけですね。そこにアプローチしていくのが「適切な関わり」になるのです。

だから、認知症ケアで「この人は、どんなことができる人なんだろうか」と探ってみるのは、とても大切なことなのです。

コニシさんの所在ない気持ちに気づけたデイサービスの職員たちは、デイでは彼が一人でできることを探し、できるだけそれをしてもらうように配慮しました。

すると、トイレの回数は格段に減ったといいます。

＋「できること」を見つけるには観察が必要

「できること」をしてもらいたいと思ったとき、大切なのは、その人が「何ができるか」

をよく観察して見極めることです。

グループホームで生活するオオタさん（女性）は、洗濯や掃除など、以前自宅でしていた家事に積極的に取り組んでくださる方でした。

ですがこのところ、他の入居者と洗濯物をたたんでいるときに、急にイライラして、

「あんたがやれば！」

と、向かいに座っているお年寄りに向かって洗濯物をぶつけることがありました。

服なので、投げつけてもケガ人は出ませんが、場の雰囲気は悪くなり、みんな落ち着かなくなります。

そんなことが続いたので、職員はやがて、オオタさんに洗濯物たたみをお願いしなくなりました。

するとトラブルは避けられましたが、オオタさんは日々の役割を失って、日中はボーッとテレビを見て過ごすことが多くなってしまいました。

オオタさんは「洗濯物あったら、持ってきてな」と笑顔で手伝いを申し出てくれる気さくな方でした。それがなぜ、イライラしやすくなったのか？

「認知症が進んだから」と即断してはいけません。

原因を探るため、ある職員がオオタさんと二人きりで、たたむ作業をしてみることにし

ました。観察してみると、オオタさんは、タオルは上手にたためます。

ところが、Tシャツをたたもうとしてうまくいかず、やり直しました。

2回目もうまくいきません。顔つきにイライラが目立ち始めます。たためない自分に怒りを感じている様子でした。

ここで職員は、オオタさんの「人としての気持ち」に気づけました。彼女はTシャツをうまくたためなかったため、イライラしていたのです。

このグループホームでは、4人掛けのテーブルの真ん中に洗濯物を置き、入居者がそれぞれ自分に近いところから洗濯物の山を崩してたたんでいく、という流れで作業をしてもらっていました。

そのとき、たまたま手に取った洗濯物がタオルならば、オオタさんは上手にたためます。

ところが、Tシャツだとうまくたためないので、イライラし始めます。

ふと、まわりを見ると、他のお年寄りは問題なくたためています。

〈なぜ自分はできないのか。他の人はできているのに〉

そう考えたのでしょう、さらにイライラが募ります。

そうやって積もり積もった感情が爆発し、うまくたためなかった洗濯物を投げつけていた——と、こういう背景があったわけです。

本人を観察することで、「できること」が何なのかがわかった職員は、それ以降、次のように対応を変えました。

洗濯物たたみの時間になると、オオタさんの前にさりげなくタオルばかりがくるように、洗濯物を配置したのです。

さりげなく行う

これが大事です。お年寄りが〝気を遣われている〟と感じると、結局居心地が悪くなってしまうからです。

そのような配慮をすると、オオタさんは、今までどおりに仲間と一緒におしゃべりを楽しみながら洗濯物たたみに参加できるようになりました。

ちょっとした気配りで、彼女は再び「できること」を行えるようになり、安心が得られたわけです。

＋「できること探し」で家族も助かる

認知症になると「何もできなくなる」と考えている人はいまだに多いようですが、オオタさんの場合のように、細かな観察をすれば「できること」がいろいろ見つかったりする

ものです。たとえば、

●自分で着替えができないおじいさん

⇩**引き出しのなかにあるものを表示すると、自分でタンスから服を出して着替えられることもある**

●Tシャツなど、かぶりの服を着られないおじいさん

⇩**どの穴に腕や首を通せばいいか、わからないだけの可能性がある。前あきのシャツだったら着られるかもしれない**

●トイレで用を足せるが、トイレットペーパーを使えないおばあさん

⇩**代わりに「落とし紙」（流せるちり紙のこと）を用意すると自分で拭けるかもしれない**

●ポンプ式ハンドソープを使えないおじいさん

⇩**固形石鹸なら石鹸と認識できるかも。さらに、販売用の果物をまとめて入れ**

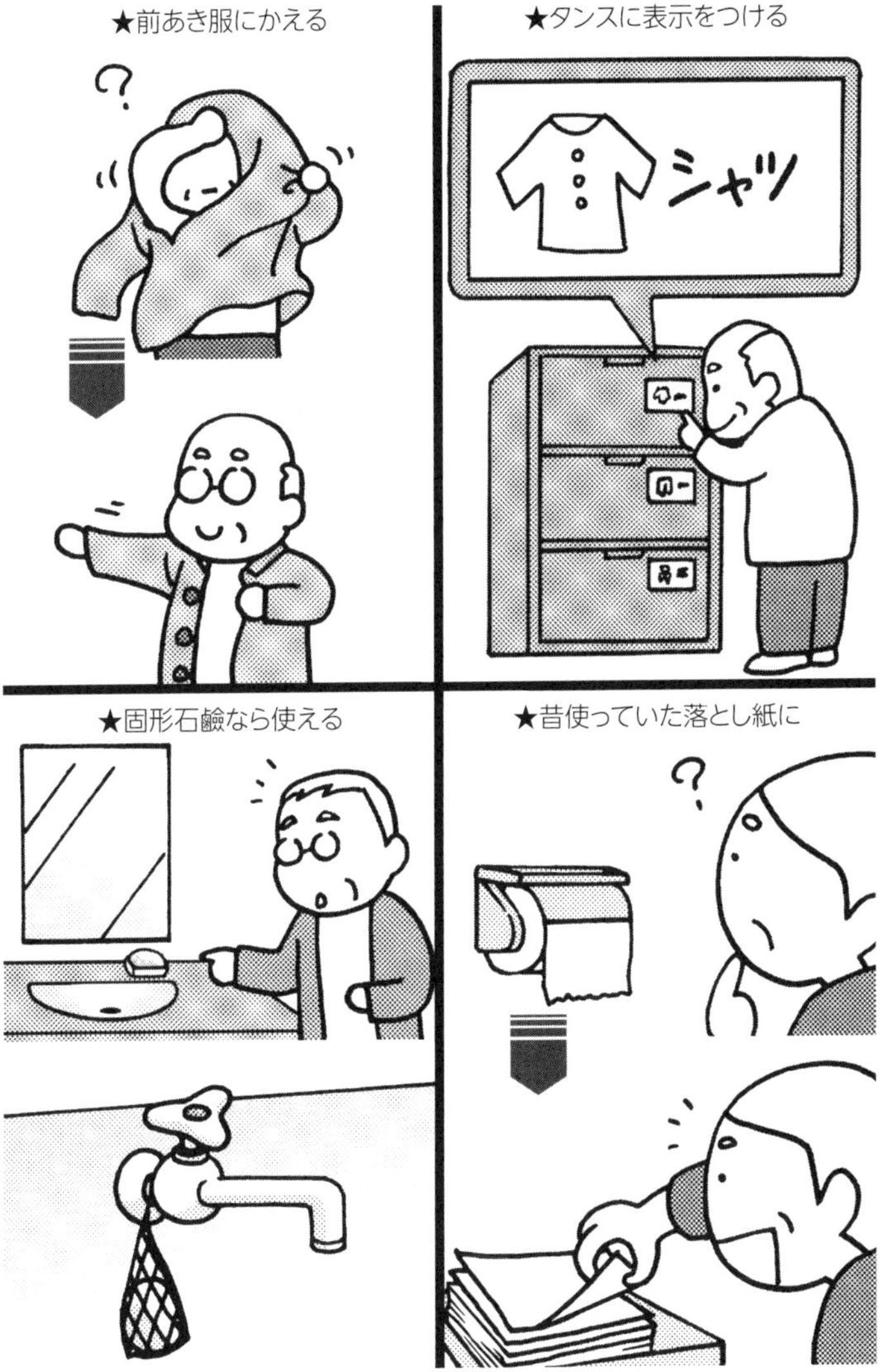
★前あき服にかえる
★タンスに表示をつける
シャツ
★固形石鹸なら使える
★昔使っていた落とし紙に

るネットに石鹸を入れてつるしておいたところ使えたケースがあった

こういう可能性は、どのお年寄りにもあるわけです。「○○ができなくなった!」と大雑把にとらえず、よく見て「できることを探す」のが大事です。

家で介護をしている人には、「しなければならないこと」がたくさんあります。仕事、食事の支度、子どもの世話など、用事が目白押し。休憩だって欲しいでしょう。そんな状況で認知症のお年寄りの面倒をすべて見ることなどできません。

でももし、お年寄りに「できること」が一つあったら、どうでしょうか。「できること」をしている間、お年寄りは集中しているはずです。家族は一時的に介護から離れられますよね。

家事の手間も一つ、省けるかもしれません。その間、家族は心置きなく他の用事ができるし、一息つくことだってできるでしょう。

私がよく講演会で、

「お年寄りが30分集中してできることを探しましょう」

と、「できること探し」を呼びかけるのは、そのためです。

介護の心得が薄い一般の方には、細かい観察は難しいかもしれません。そんなときは、

たとえばお年寄りが通っているデイサービスの職員に、

「うちのおばあちゃんが30分、集中できることを探してくれませんか」

と頼めば、きっと見つけてくれると思います。あるいは介護職のほうから、

「××さんは、○○はすごく上手にできますよ」

と、家族に教えてあげてもいいでしょう。それだけで、家族の介護は少し楽になります。そんな協力の仕方ができれば、お互いに負担を減らしていけるはずです。

大切なのは、「介護サービスを利用していないとき、どうすれば本人が家で安心して過ごせるか」を考えること。とくに専門職は、そんな視点を持っていなくてはいけません。

＋「きっかけ」を提供すればできる

「探す」だけでなく、少し手伝うと「できるようになる」場合もあります。あるグループホームでは、こんなことがありました。

入居したばかりのテラシマさん（女性）、「一人でできるから大丈夫」と自分からお風呂に入るのですが、湯船につかるだけで、どうも頭と体は洗えていない様子です。テラシマさんは認知症ではありますが、体にマヒなどの不自由は一切ありません。

彼女は、グループホームに入居する前はデイサービスで入浴していました。そのデイサービスからの引き継ぎでは、

「入浴は基本的に全介助。タオルを渡しても手に持ったまま何もしないから、職員が頭から足先まですべて洗っていました」

とのことでした。

グループホームの職員が、テラシマさんの入浴時にこっそり様子を見てみました。すると、彼女はまずお風呂椅子に座って、湯船から洗面器でお湯をくみ、体にかけました。ところが頭も体も洗おうとせず、そのまま湯船に入ってしまいます。確かに体を洗えていませんでした。

別の日のテラシマさんの入浴時、職員はまず、「体を洗ってくださいね」と声をかけました。彼女は「そうやなぁ」とは言うものの、やはり洗おうとせず、そのまま湯船に浸かります。うまくいきませんでした。

そこで次の機会に、お風呂椅子に座っているテラシマさんにタオルを手渡して「体を洗ってくださいね」と声をかけました。それでも体を洗いません。

そこで4度目の機会に、職員はこんなことをしました。

テラシマさんがお風呂椅子に座ったらタオルを手渡し、「体を洗ってくださいね」と声

かけをします。

同時に、タオルを持ったテラシマさんの右手に、職員が自分の手を添えて、彼女の左肩のあたりを洗いました。

職員はすぐに、添えていた手を放しましたが、テラシマさんはその後もちゃんと腕を洗えていたそうです。

こんなふうに、**「ちょっとしたきっかけ」を提供することで「できるようになる」**場合もあります。

その人が昔からやってきた動作は、体が覚えているものです。やや専門的な話になりますが、これは「手続き記憶」と呼ばれます。

厳密には体が覚えているのではなく、小脳などで覚えていると言われていますが、認知症の影響が出るのは、おもに大脳の海馬という部位なので、小脳などで覚えた「手続き記憶」は認知症が進んでも失われにくいのです。

このように記憶の特徴を理解して、「きっかけづくり」をすることの大切さも、ぜひ覚えておいてください。

認知症ケアの豆知識④

介護サービスは「困る前」に利用しよう！

介護サービスは必要になってから利用を考えればいいと、多くの人が思っています。たとえばデイサービスを使うときも、〈要介護度がかなり軽い。介護する家族もそこまで困っていないから、まずは週1回の利用からでいい〉——こう考えるケースが多いと思います。

でも、本当にそれでいいのでしょうか？　たとえば、ショートステイ（宿泊付きで要介護の高齢者を預かる介護サービス。略して「ショート」）について考えてみましょう。

「病気で入院することになった」「出張で家を留守にすることになった」「少し息抜きしたい」——介護をしている家族によく起こることです。そんなときにはショートが頼りになりますよね。

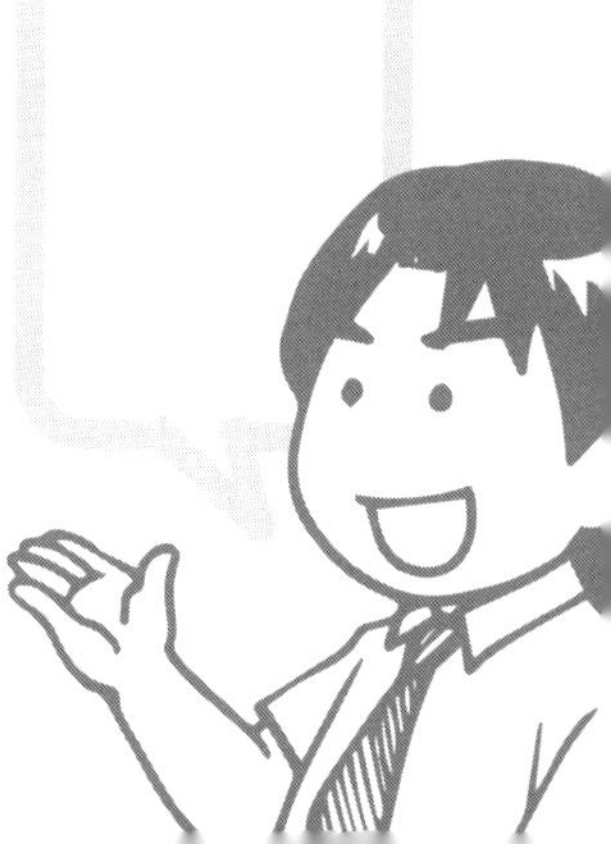

ところが、いざ使おうとすると、お年寄りはショートに行きたがらないことも多く、介護家族の悩みの種になっています。私は、この問題は、家族にニーズがない、つまり「困っていない」うちからショートを〝お試し〟で使うことで解決できるんじゃないかと思っています。

お試し利用をすすめる理由は、２つあります。

①日程を自由に決められるから

単なる〝お試し〟なら緊急性はありませんから、ショートを行っている施設の、他の利用者や職員のタイプを見ながら、好みの施設をじっくり選べます。

お試しであれば、好きな日を選んで利用することができます。季節の行事など、その施設で行われる楽しそうな催しに合わせて、お年寄りに利用してもらうことだって可能です。

施設には必ず多忙になる時期や日がありますが、そこさえ上手に避けて利用日を選べば、施設側も手厚いサービスを提供しやすくなります。

②お年寄りも行く気になってくれる

認知症の人でも、「楽しい」という感情のともなった記憶は残りやすいものです。お試し利用で手厚いサービス・楽しい催しを体験したお年寄りが、「ここはいいところだ」と思ってくれれば、自分から「また行こう」という気持ちになる可能性が高まります。

というわけで、ニーズが発生する前にショートを利用しておけば、いざ本当に家族が大変になったとき、本人も喜んで行ってくれるし、そのお年寄りをすでに知っているぶん、施設側も受け入れやすい……という「いい環境」が整うのです。

同じようなことが、デイサービスにも言えるでしょう。「要介護1だから、週1回でいい」ではなくて、そういう方こそ、あえてデイに週4回、5回と通って、楽しみを見つけるなり、職員となじみの関係をつくってもらう――そういう考え方も〝あり〟なはずです。

金銭的な負担が気になる、という場合は、たとえばボランティアとして事業所に行ってもらうなど、何か方法がないか柔軟に相談してみてもいいかもしれません。

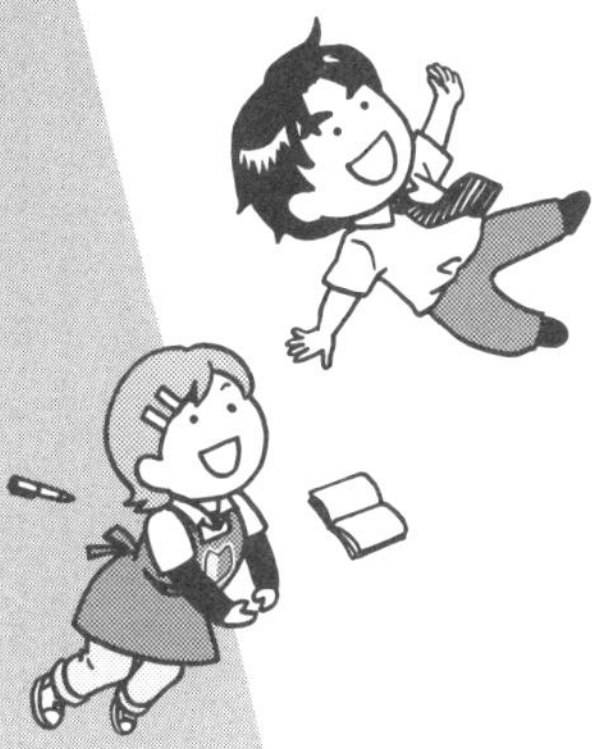

第5章 認知症の人が安心するケア「事例集」

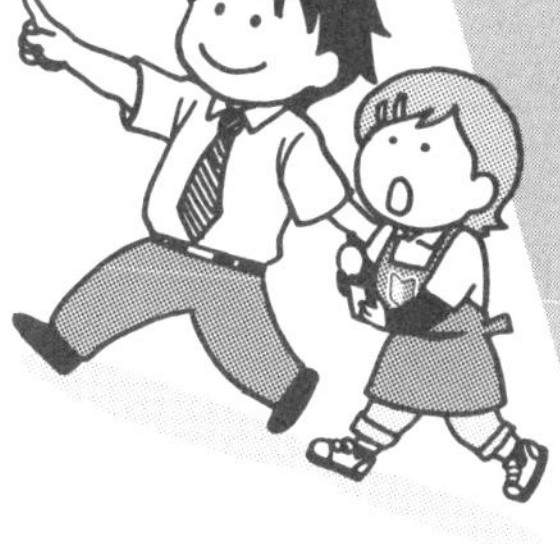

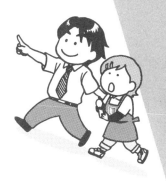

ケース① 入浴拒否 誘う前から入浴を嫌がる

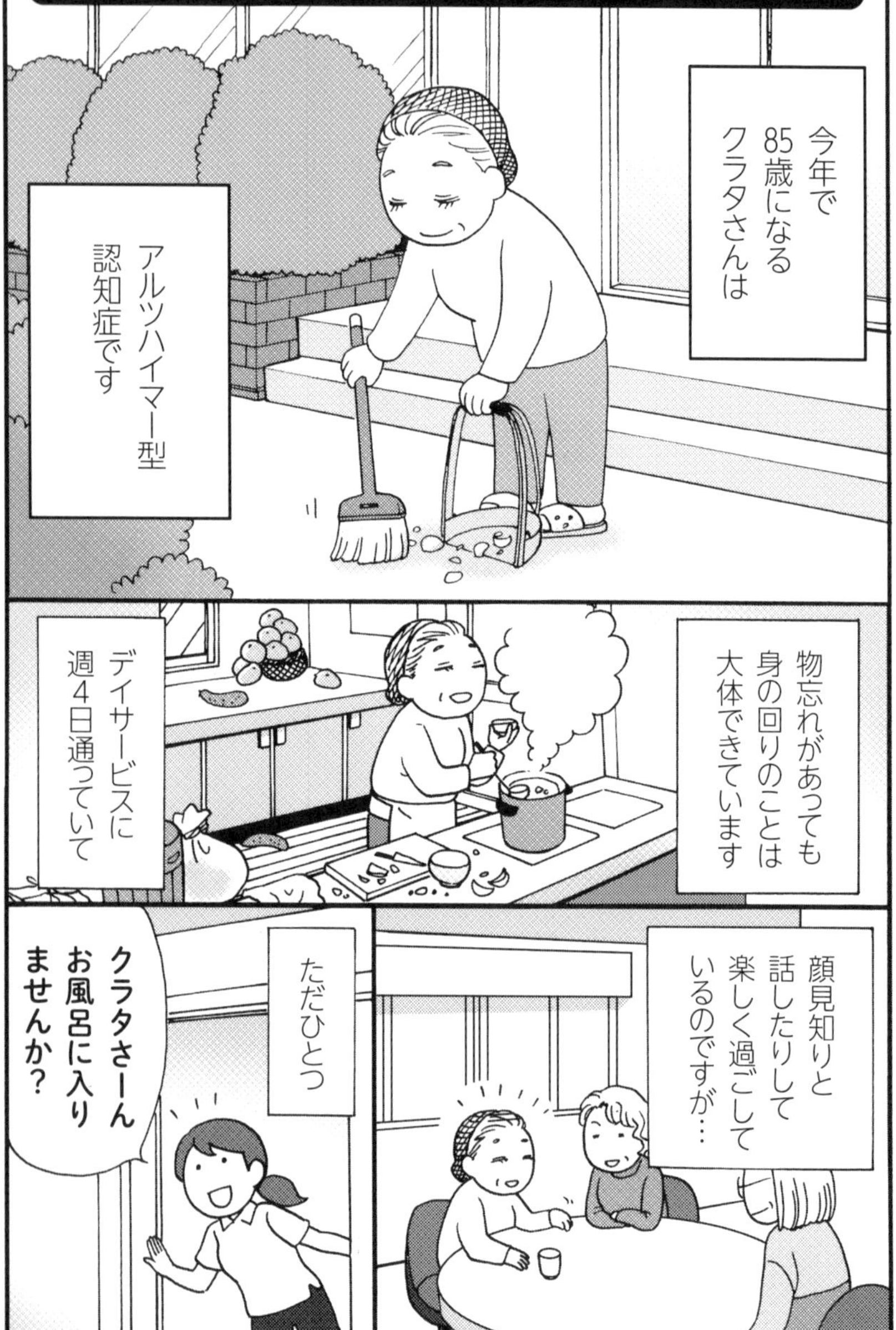
今年で85歳になるクラタさんは
アルツハイマー型認知症です
物忘れがあっても身の回りのことは大体できています
デイサービスに週4日通っていて
顔見知りと話したりして楽しく過ごしているのですが…
ただひとつ
クラタさーんお風呂に入りませんか?

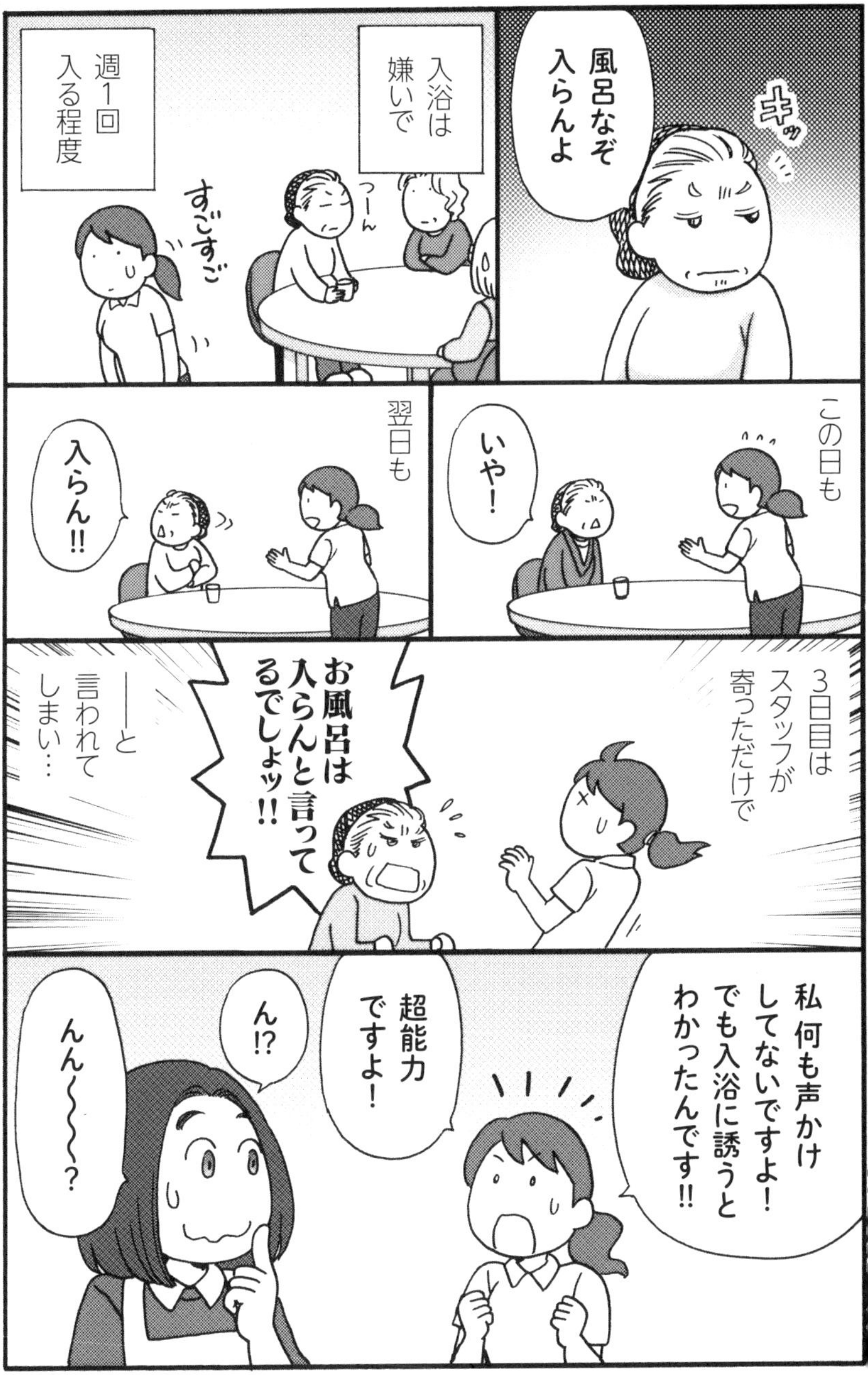
キッ
風呂なぞ入らんよ
入浴は嫌いで
つーん
週1回入る程度
すごすご
この日も
いや！
翌日も
入らん!!
3日目はスタッフが寄っただけで
お風呂は入らんと言ってるでしょッ!!
――と言われてしまい…
私何も声かけしてないですよ！でも入浴に誘うとわかったんです!!
超能力ですよ！
ん!?
んん〜〜〜？

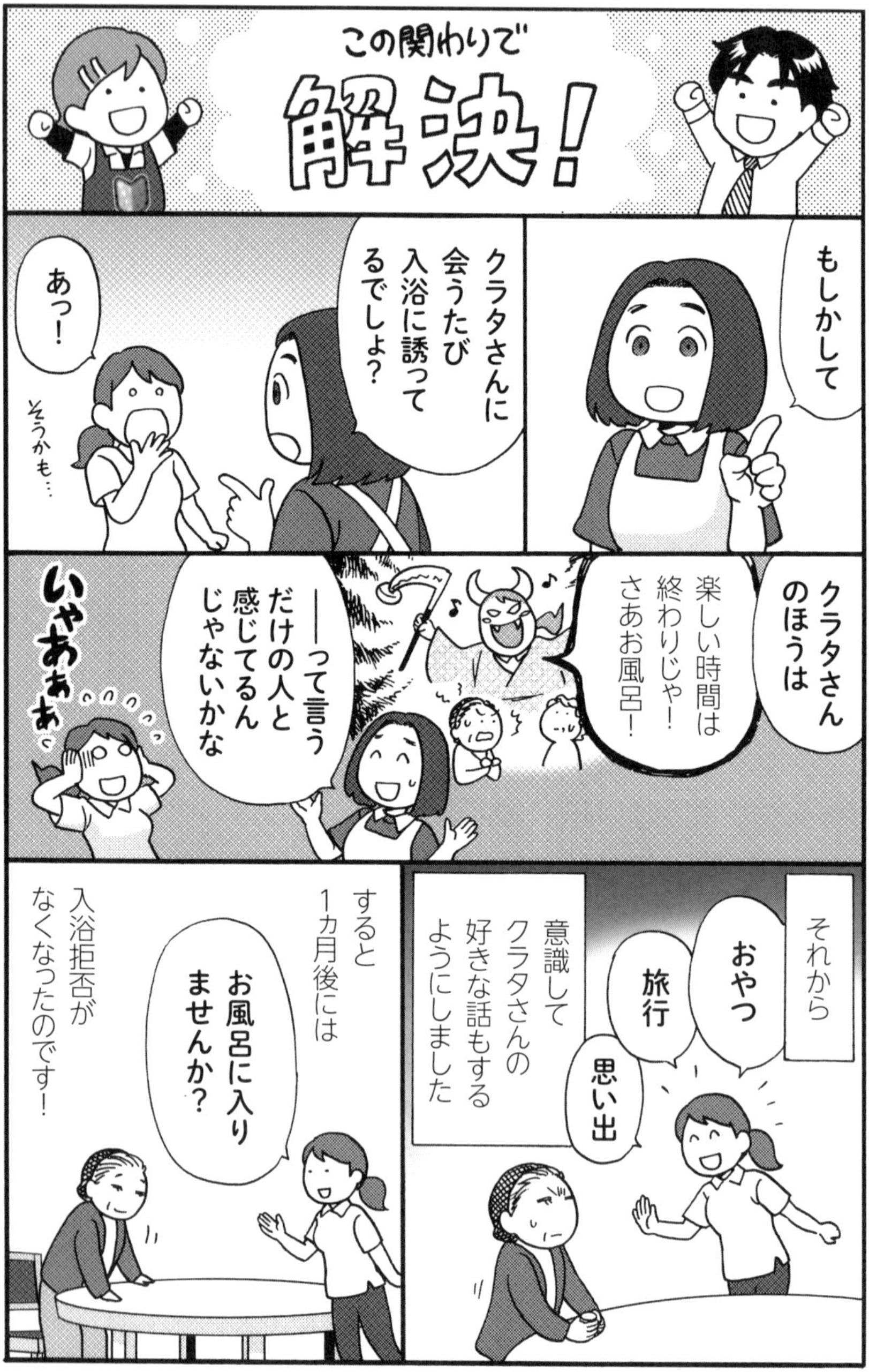
この関わりで
解決!
もしかして
クラタさんに会うたび入浴に誘ってるでしょ?
あっ!
そうかも…
クラタさんのほうは
楽しい時間は終わりじゃ! さあお風呂!
――って言うだけの人と感じてるんじゃないかな
いやあぁぁあ
それから
おやつ
旅行
思い出
意識してクラタさんの好きな話もするようにしました
すると1カ月後には
お風呂に入りませんか?
入浴拒否がなくなったのです!

なぜこうなる？

職員がケアのことしか話さないため

あなたは、お風呂の話やトイレの話しかしない人と仲良くなれるでしょうか。また、そんな人に助けてもらいたいと思うでしょうか。

どんな人でも、食事・入浴・排泄《はいせつ》のようなプライベートなことで助けは借りたくないと思っています。どうしても介助が必要なら、仲のいい、信頼できる人に手伝ってほしいと考えるでしょう。

ところがマンガの職員は入浴の話しかしていませんでした。アルツハイマー型認知症の人には記憶障害がみられますが、それでも情動をともなう記憶は残ります。だから職員のことがイヤな感情とともに記憶に残って、拒否につながったのでしょう。

信頼関係ができて初めて許せる介助もあるのです。普段から介護のことばかり考えて接していても、人間関係はできません。単なる雑談も含め、お年寄りといろいろな話をして距離を縮めることが、関係構築の第一歩となります。

POINT
ポイント

①ケア以前に「人間関係づくり」から始めよう
②課題だけを見るのではなく「人」を見よう

ケース❷ 入浴拒否　なぜか服を脱がない

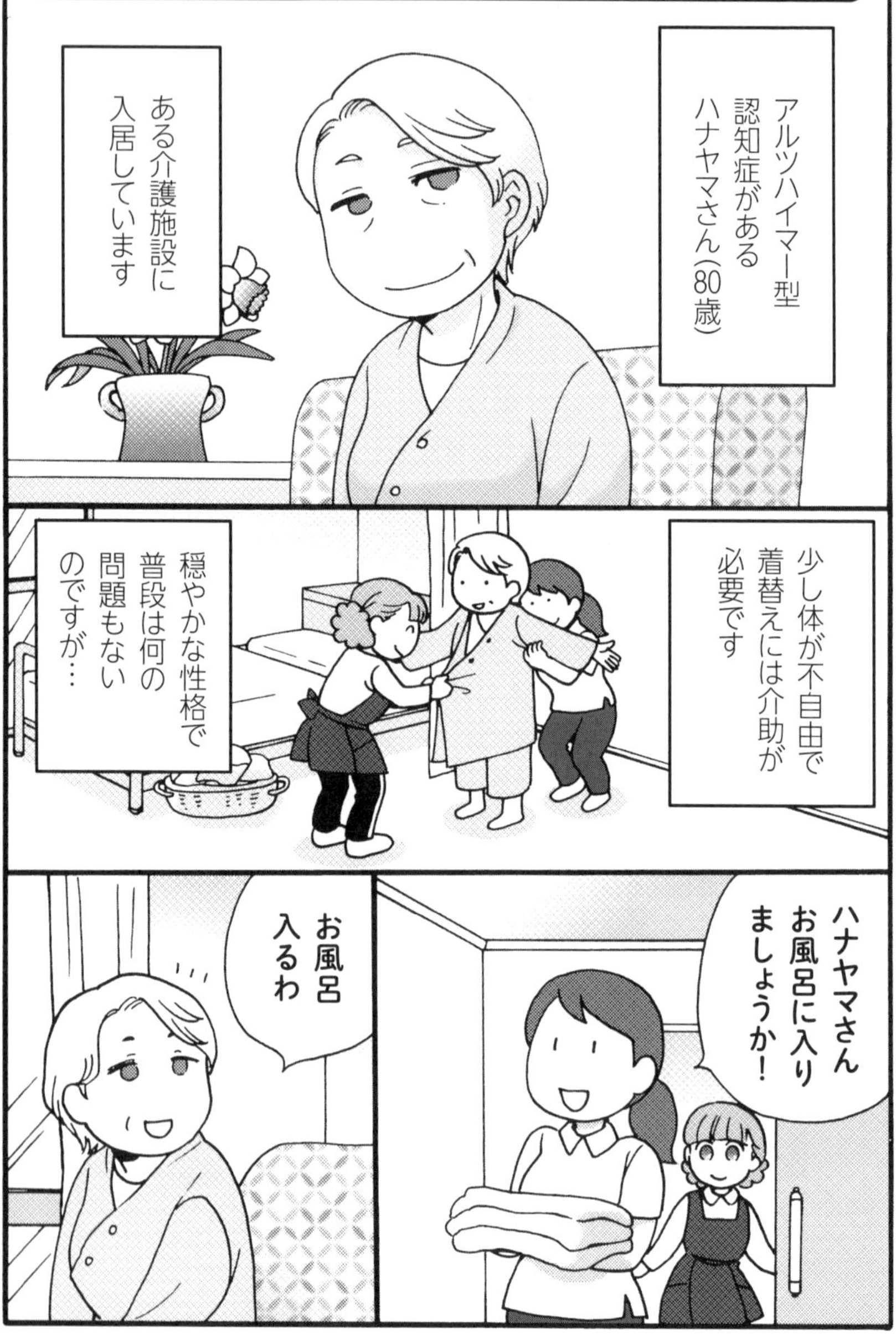
アルツハイマー型認知症があるハナヤマさん(80歳)
ある介護施設に入居しています
少し体が不自由で着替えには介助が必要です
穏やかな性格で普段は何の問題もないのですが…
ハナヤマさんお風呂に入りましょうか!
お風呂入るわ

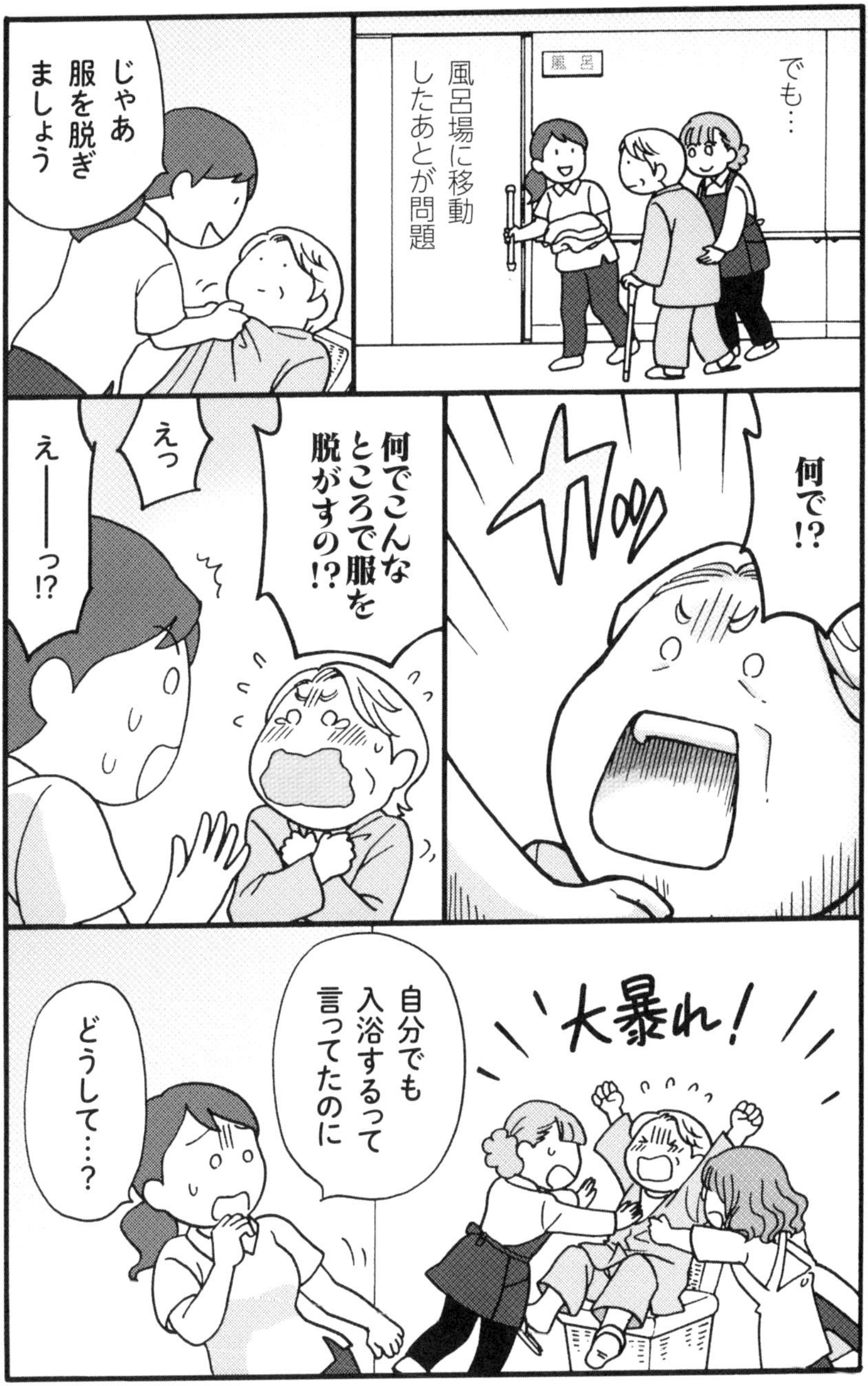
でも…
風呂
風呂場に移動したあとが問題
じゃあ服を脱ぎましょう
何で!?
何でこんなところで服を脱がすの!?
えっ
えーーーっ!?
大暴れ!
自分でも入浴するって言ってたのに
どうして…?

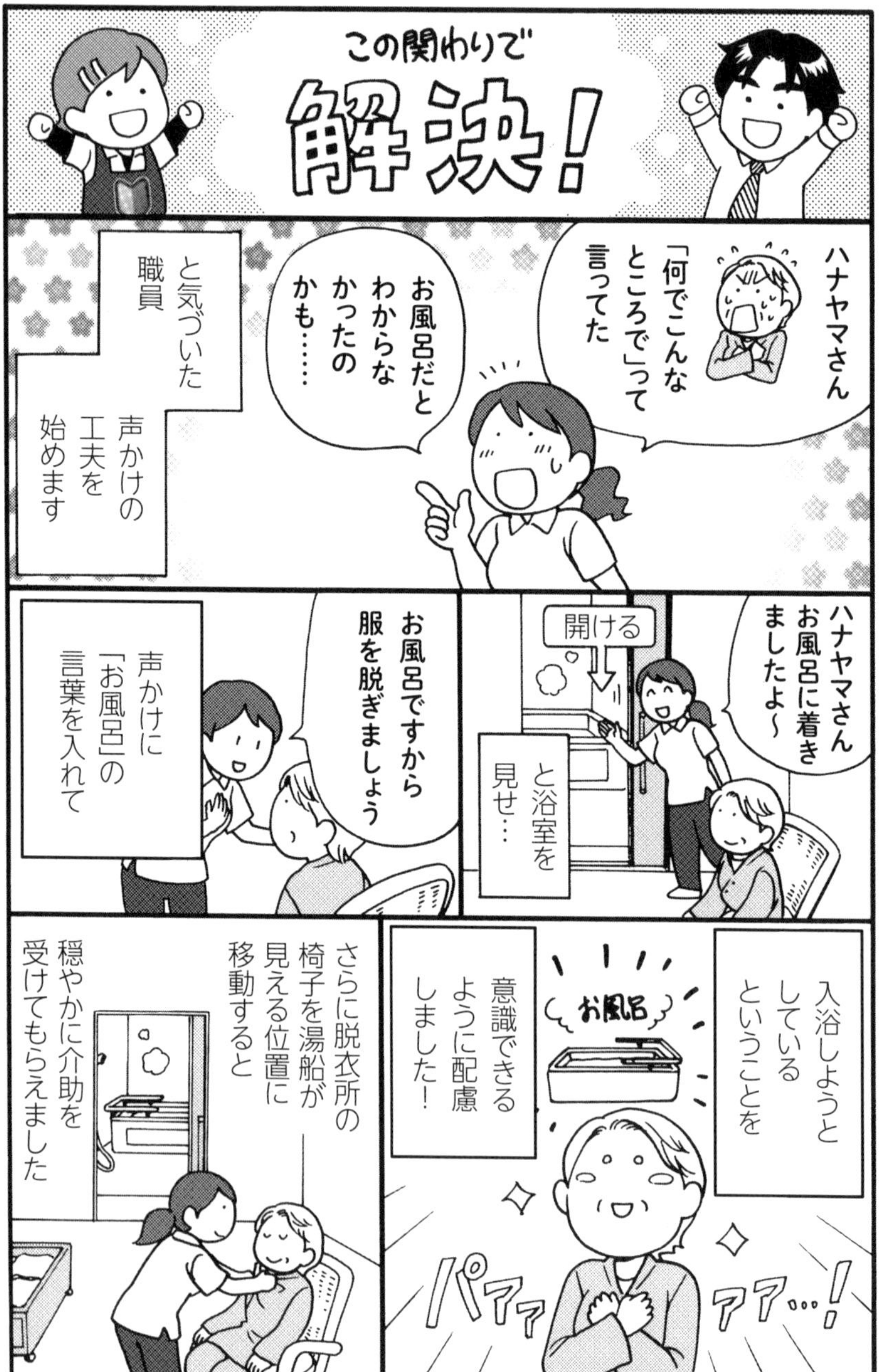
この関わりで
解決！
ハナヤマさん「何でこんなところで」って言ってた
お風呂だとわからなかったのかも……
と気づいた職員
声かけの工夫を始めます
ハナヤマさんお風呂に着きましたよ～
開ける
と浴室を見せ…
お風呂ですから服を脱ぎましょう
声かけに「お風呂」の言葉を入れて
入浴しようとしているということを
意識できるように配慮しました！
お風呂
パァァァア…！
さらに脱衣所の椅子を湯船が見える位置に移動すると
穏やかに介助を受けてもらえました

なぜこうなる？

記憶障害で入浴の途中なのを忘れた

よくわからない状況で、近くにいる人からいきなり服を脱がされそうになったら、性別に関係なく、誰だって全力で拒否するのが普通です。

ハナヤマさんは確かに「お風呂入るわ」と意思表示していました。しかし記憶障害のため、浴室に行くまでに「入浴」を忘れてしまったのでしょう。そうなると本人には、服を脱がされる理由がわかりません。だから怒りだしたと考えられます。

認知症のお年寄りは、私たちが「覚えていて当然」と思うようなことがわからなくて困ることがあります。困らなくて済むよう、声かけや室内の配置を工夫して、「わかる」環境を整えましょう。

どう環境を整えればいいか、その手がかりをくれるのが、本人の言葉です。ハナヤマさんの場合も、本人の言動が解決のカギになっていました。だから私たちは、お年寄りの言葉にしっかり耳を傾け、記録しなければならないのです。

POINT
ポイント

①「今・ここ」が常にわかる環境をつくろう
②本人の言葉からその人のニーズを探ろう

ケース③ 一人歩き 「帰りたい」と訴える

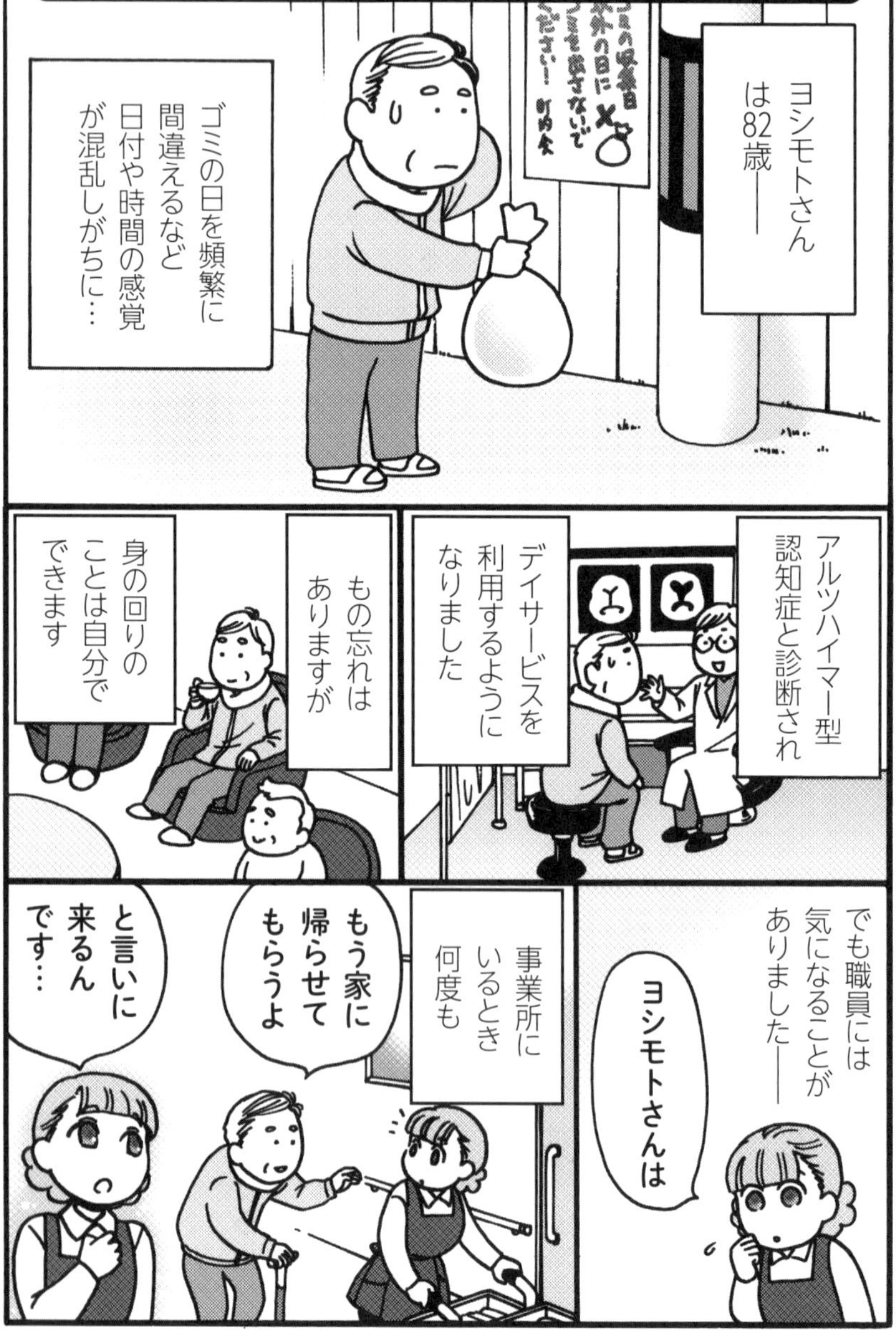
ヨシモトさんは82歳――
ゴミの日を頻繁に間違えるなど日付や時間の感覚が混乱しがちに…
アルツハイマー型認知症と診断され
デイサービスを利用するようになりました
もの忘れはありますが
身の回りのことは自分でできます
でも職員には気になることがありました――
ヨシモトさんは
事業所にいるとき何度も
もう家に帰らせてもらうよ
と言いに来るんです…

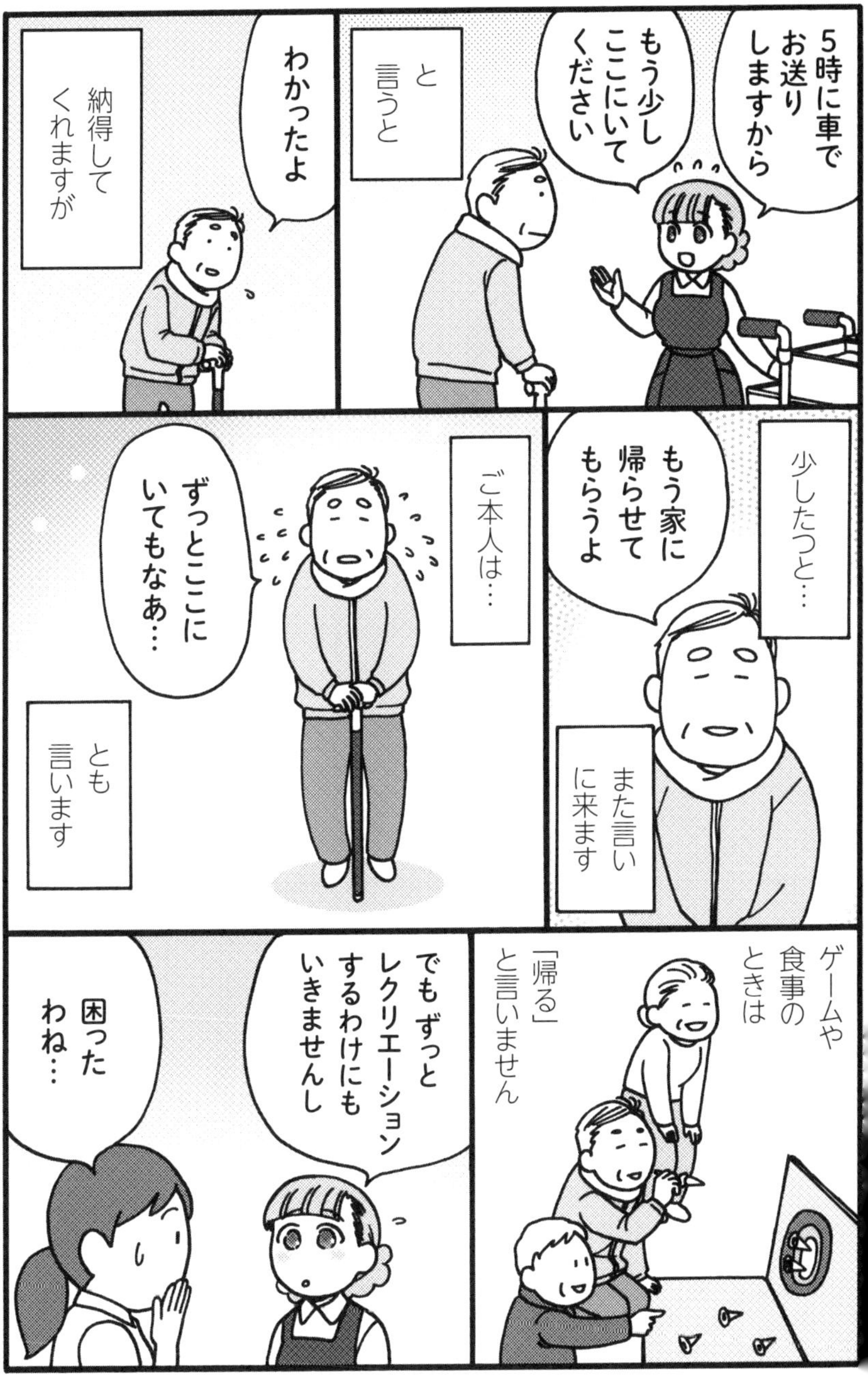
5時に車でお送りしますから
もう少しここにいてください
と言うと
わかったよ
納得してくれますが
少したつと…
もう家に帰らせてもらうよ
また言いに来ます
ご本人は…
ずっとここにいてもなあ…
とも言います
ゲームや食事のときは
「帰る」と言いません
でもずっとレクリエーションするわけにもいきませんし
困ったわね…

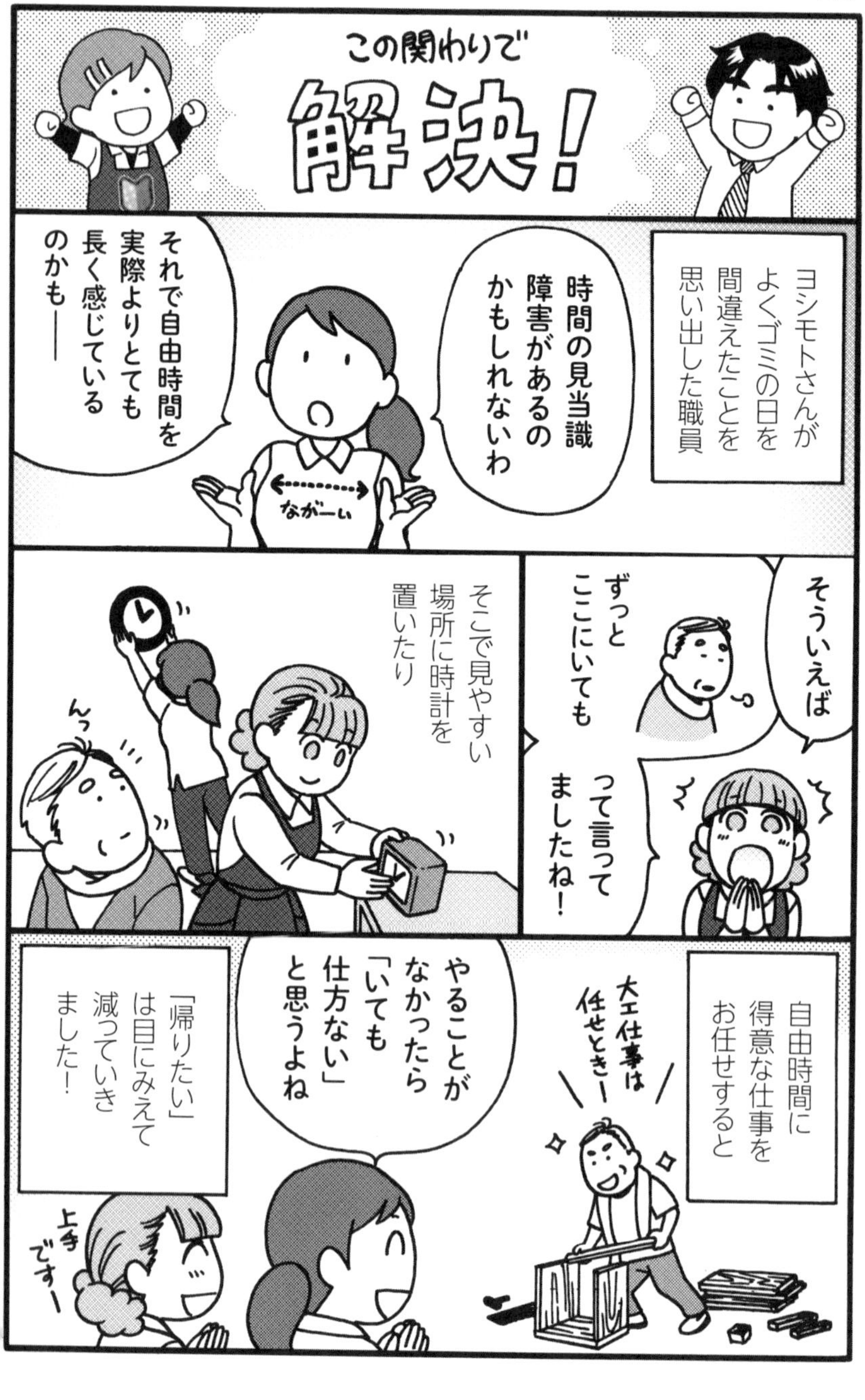
この関わりで
解決！
ヨシモトさんがよくゴミの日を間違えたことを思い出した職員
時間の見当識障害があるのかもしれないわ
ながーい
それで自由時間を実際よりとても長く感じているのかも——
そういえば
ずっとここにいても
って言ってましたね！
そこで見やすい場所に時計を置いたり
んっ
自由時間に得意な仕事をお任せすると
大工仕事は任せとき—
やることがなかったら「いても仕方ない」と思うよね
「帰りたい」は目にみえて減っていきました！
上手です—

なぜこうなる？

「ずいぶん長居している」と誤解した

ヨシモトさんには時間の見当識障害がある、という職員の推理は適切でした。時間の見当識障害があると、わずか１分の時間が５分にも10分にも感じられると言われています。

ヨシモトさんは、実際よりずいぶん長くデイサービスにいる、と感じていたのかもしれません。事実、ご本人も「ずっとここに……」と言っていました。こういう言動は、自分で時間を確認できる環境を整えるとなくなることがあります。

誰だってその場所で「やること」が終わったら家に帰るのが普通です。それは認知症があってもなくても同じ「人としての気持ち」です。

デイに腰を落ち着けてもらうためには、マンガのように活動を増やすといいでしょう。ただし、認知症には「実行機能障害」（段取りよくできない）という症状もあるので、その人が「できること」を事前に見極めておく必要があります。

POINT

ポイント

①お年寄りが自分で確認できるよう配慮しよう
②「ここにいよう」と思える環境を整えよう

ケース④ 一人歩き 無断で外出してしまう

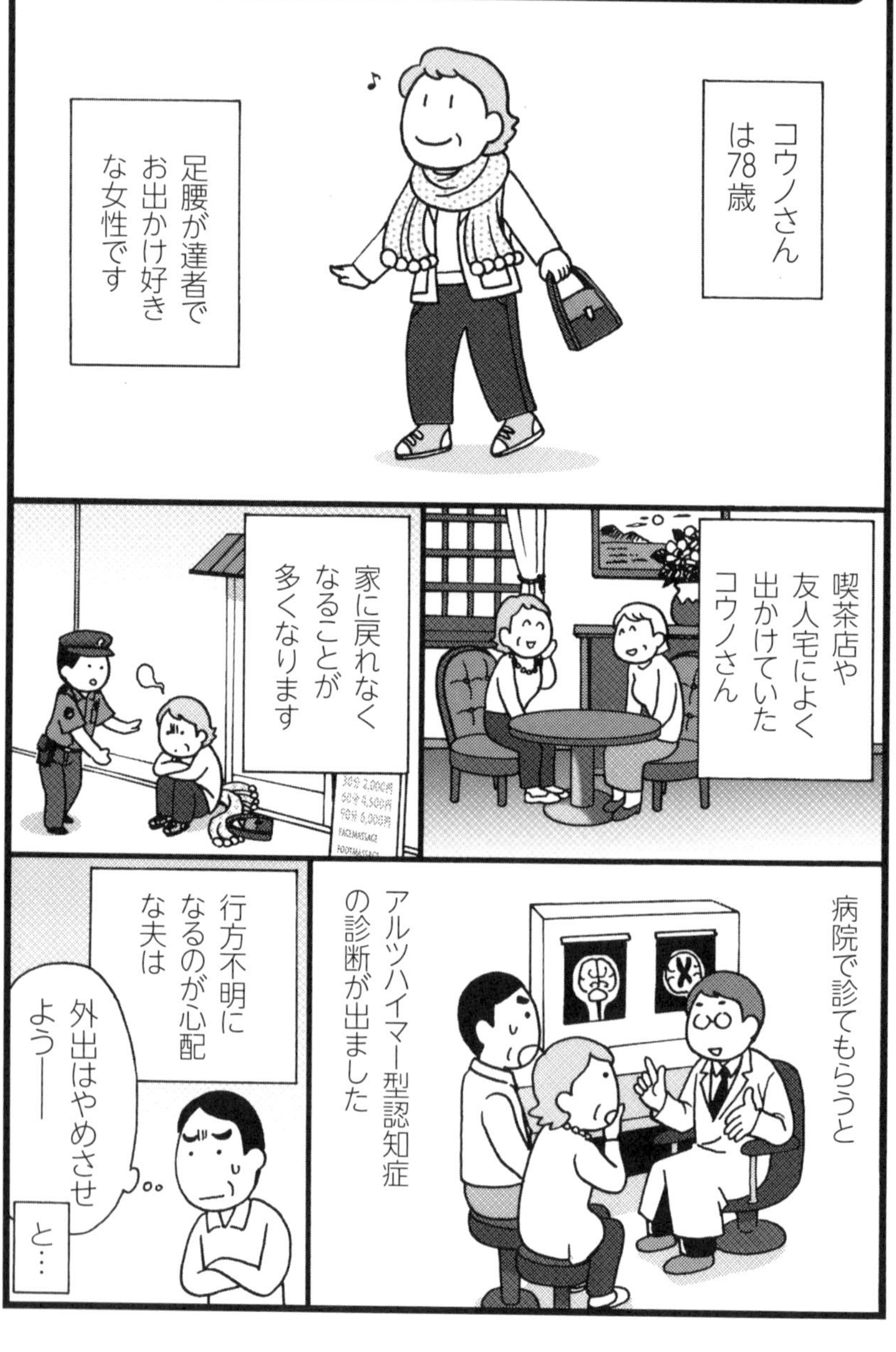
コウノさんは78歳
足腰が達者でお出かけ好きな女性です
喫茶店や友人宅によく出かけていたコウノさん
家に戻れなくなることが多くなります
病院で診てもらうと
アルツハイマー型認知症の診断が出ました
行方不明になるのが心配な夫は
外出はやめさせよう――
と…

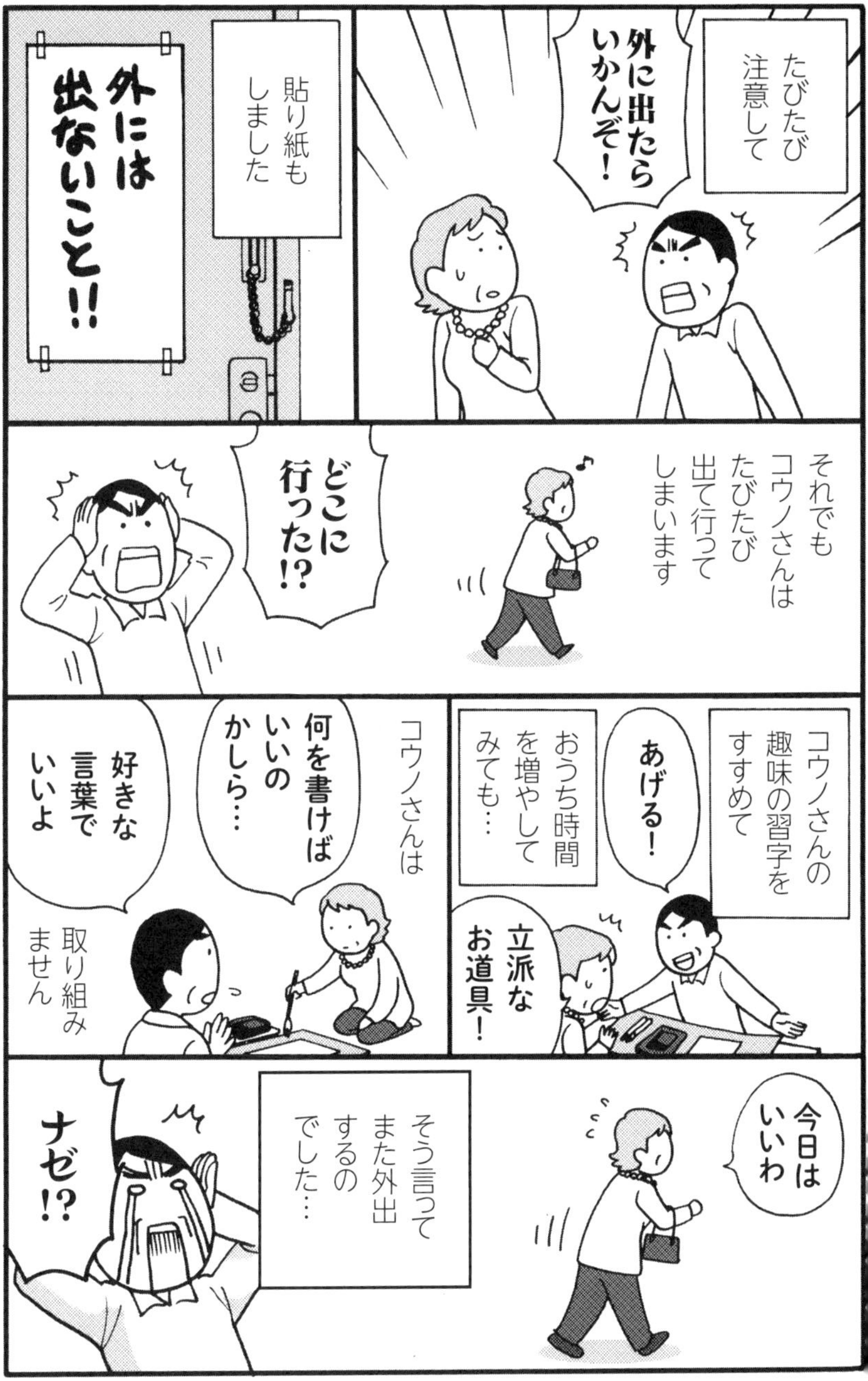
たびたび注意して
外に出たらいかんぞ！
貼り紙もしました
外には出ないこと!!
それでもコウノさんはたびたび出て行ってしまいます
どこに行った!?
コウノさんの趣味の習字をすすめて
あげる！
おうち時間を増やしてみても…
立派なお道具！
コウノさんは
何を書けばいいのかしら…
好きな言葉でいいよ
取り組みません
今日はいいわ
そう言ってまた外出するのでした…
ナゼ!?

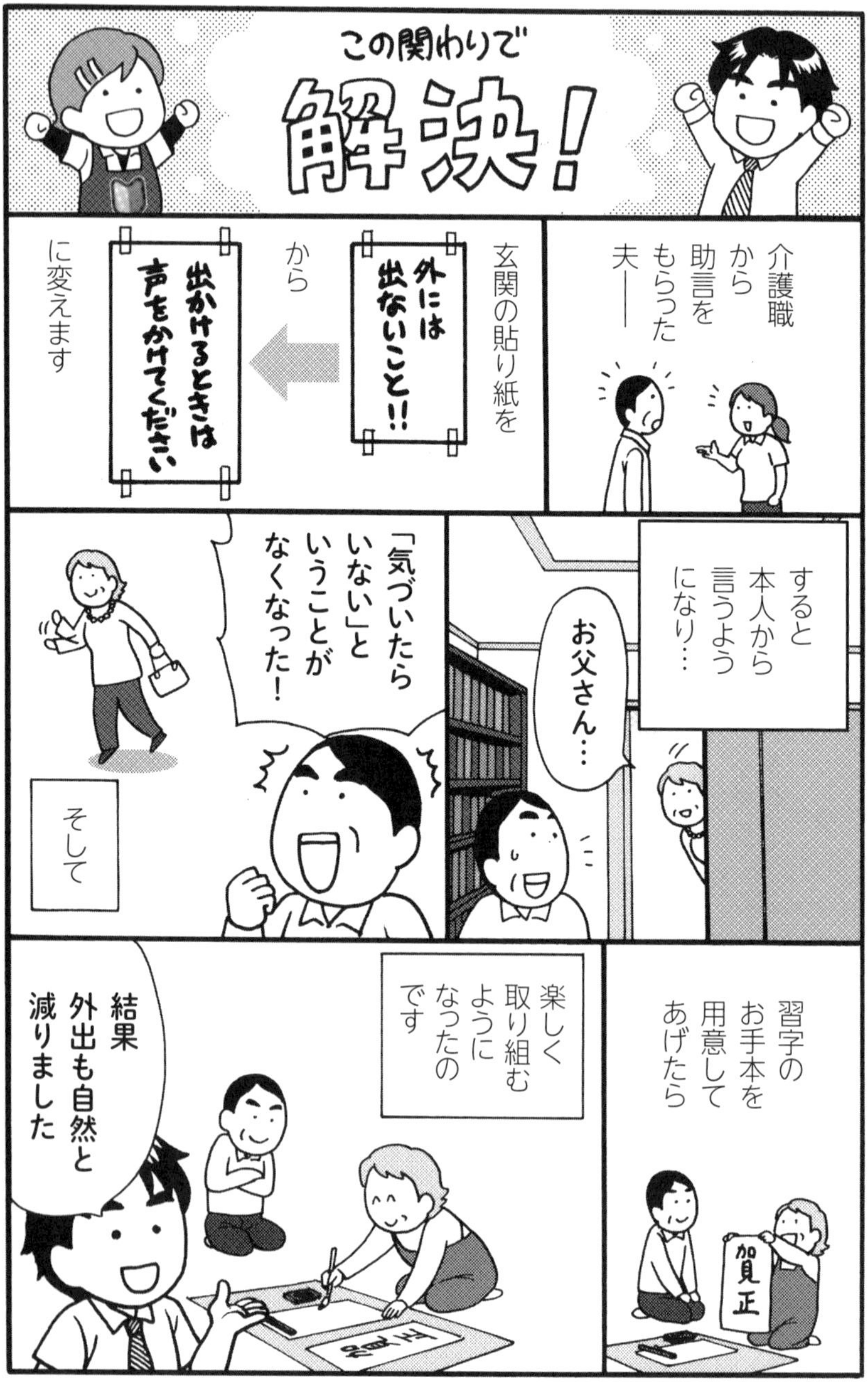
この関わりで
解決！
介護職から助言をもらった夫――
玄関の貼り紙を
外には出ないこと!!
から
出かけるときは声をかけてください
に変えます
すると本人から言うようになり…
お父さん…
「気づいたらいない」ということがなくなった！
そして
習字のお手本を用意してあげたら
賀正
楽しく取り組むようになったのです
結果外出も自然と減りました

なぜこうなる？

「外出好き＋家でできることがない」ため

夫がコウノさんに好きな習字をすすめたのは名案でした。しかし、認知症の人は判断力が低下していて、「自由にしていい」と言われると、どこから手を付けていいかわからず、行動できなくなることがあります。コウノさんも「何を書けばいいかわからない」と言っていました。そのような人には、お手本があったほうがいいのです。

また、認知症がある人の無断外出を警戒するのは正しい判断ですが、コウノさんは外出好きでした。そんな人に一方的に外出禁止の指示を出すのは、反感を買いやすいもの。「受け入れられない」というのが、人として当然の気持ちでしょう。

でも、「声をかけてください」というお願いであれば少しは受け入れられやすくなるのです。介護者が「してほしいこと」を一方的に伝えるのではなく、お年寄りの気持ちを汲《く》んで、受け入れやすい表現で伝えることも大事な配慮です。

POINT ポイント

①「自分でできる」環境を整えよう
②本人が「納得」できる呼びかけ方をしよう

ケース5 夜間不眠　やることがなく眠れない

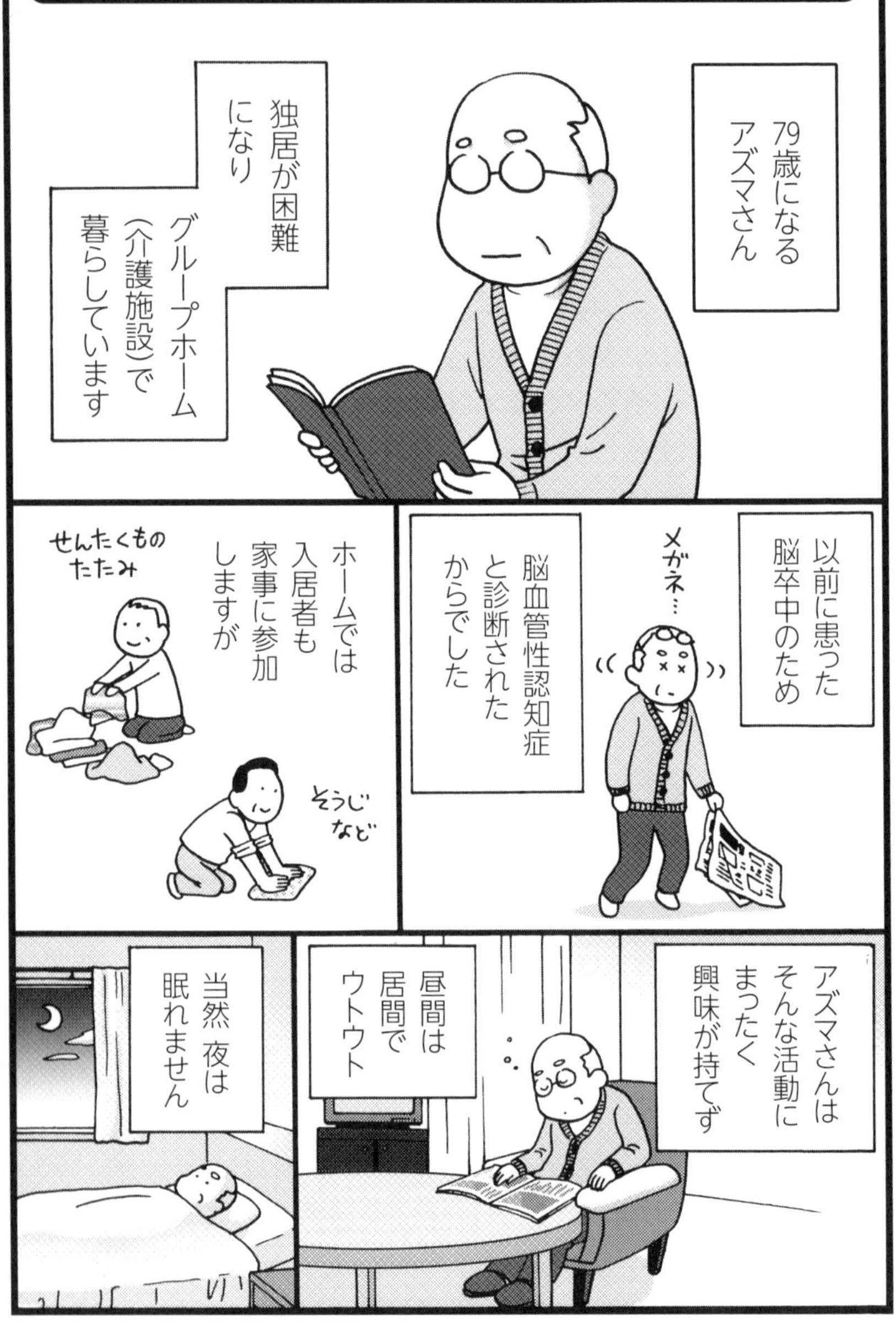
79歳になるアズマさん
独居が困難になり
グループホーム（介護施設）で暮らしています
以前に患った脳卒中のため
メガネ…
脳血管性認知症と診断されたからでした
ホームでは入居者も家事に参加しますが
せんたくものたたみ
そうじなど
アズマさんはそんな活動にまったく興味が持てず
昼間は居間でウトウト
当然 夜は眠れません

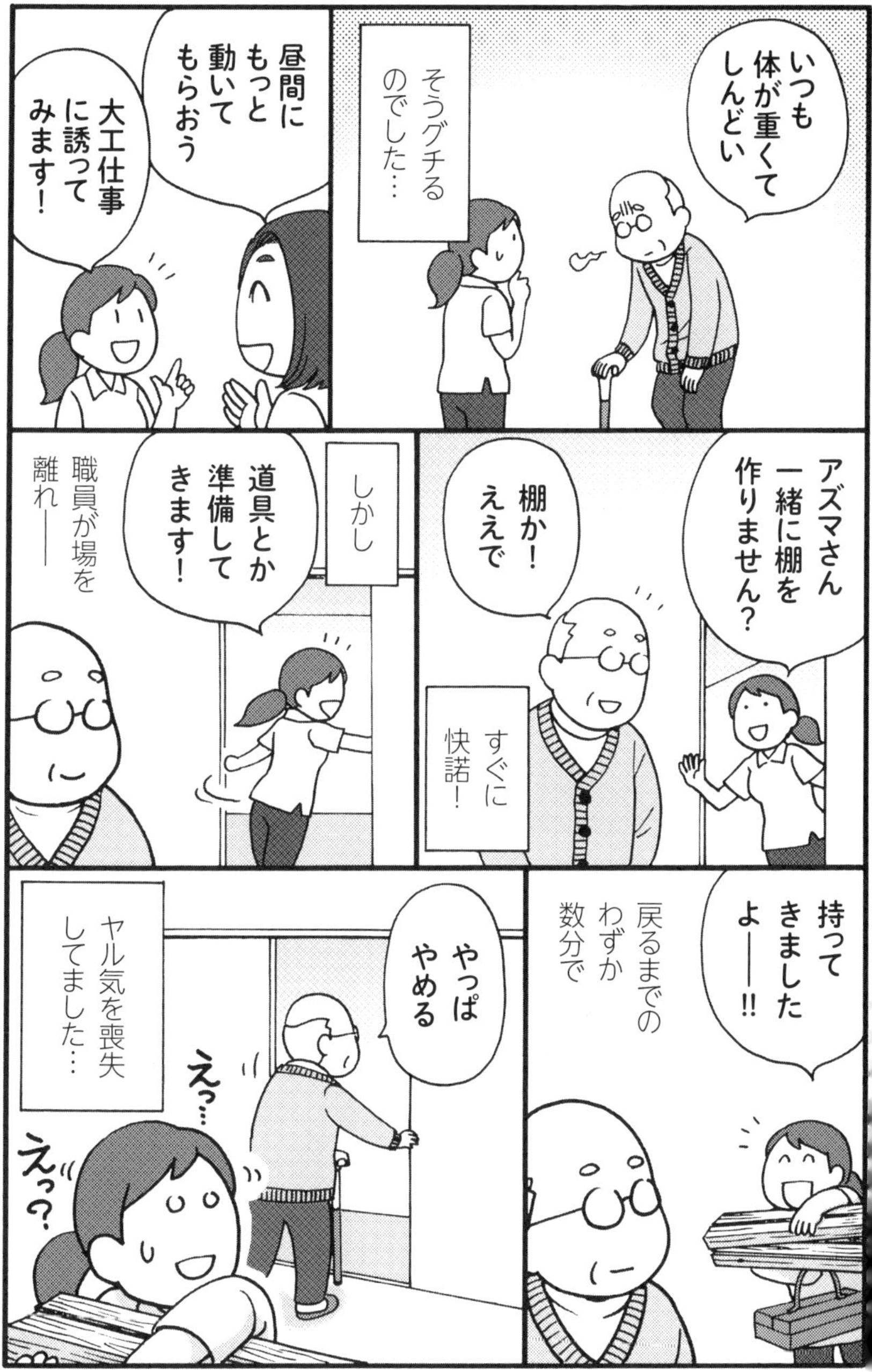
いつも体が重くてしんどい
そうグチるのでした…
昼間にもっと動いてもらおう
大工仕事に誘ってみます！
アズマさん一緒に棚を作りません？
棚か！ええで
すぐに快諾！
しかし
道具とか準備してきます！
職員が場を離れ――
持ってきましたよ――!!
戻るまでのわずか数分で
やっぱやめる
えっ…
えっ？
ヤル気を喪失してました…

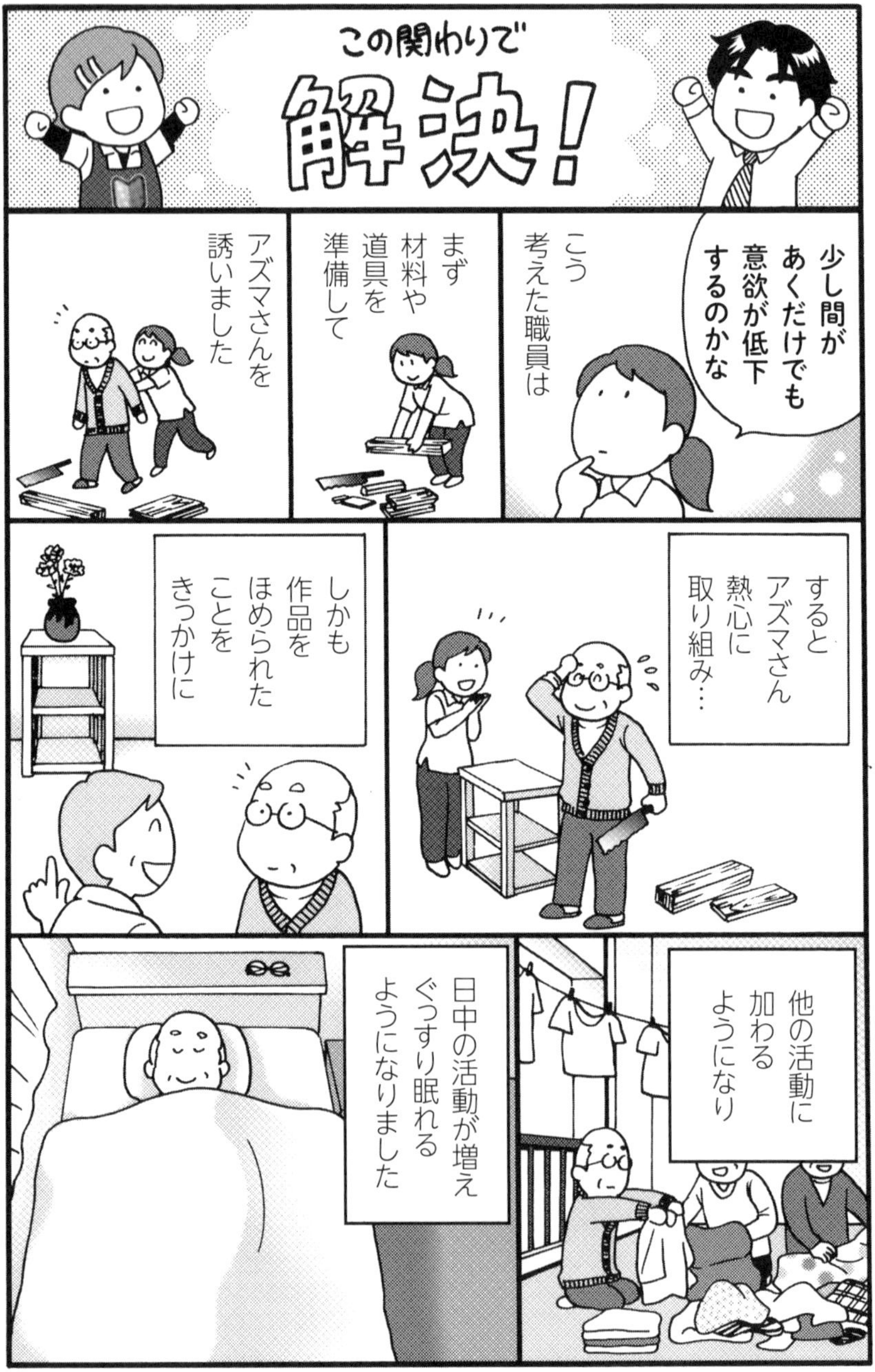
この関わりで
解決！
少し間があくだけでも意欲が低下するのかな
こう考えた職員は
まず材料や道具を準備して
アズマさんを誘いました
するとアズマさん熱心に取り組み…
しかも作品をほめられたことをきっかけに
他の活動に加わるようになり
日中の活動が増えぐっすり眠れるようになりました

なぜこうなる？

意欲が低下しやすくなっていた

日中の活動量が少ないと、若い人でも眠れないことがあります。その意味では、昼間に新たな活動に取り組んでもらうのはいいアイデアでした。

また、「人の気持ち」の視点から考えても、アズマさんを日曜大工に誘うという関わり自体は適切でした。誘った時点では本人も意欲的だったことから、そう考えて差し支えないでしょう。

職員が見落としていたのは、認知症の「症状」を考慮に入れる、ということでした。認知症の人は無気力・無関心になりやすく、とくに脳血管性認知症ではその症状が出やすいと言われています。

声をかけたあとで職員が準備を始めたとしましょう。かかる時間がわずか数分であっても、準備をしている間にお年寄りの意欲が低下してしまうことは実際にあります。アズマさんのような方には、間をおかず活動へとつなげる配慮も必要だったのです。

POINT
ポイント

お年寄りが意欲的になった瞬間を逃さず、すぐ始められるように先回りしておこう

ケース6 夜間不眠　不眠対策ができない

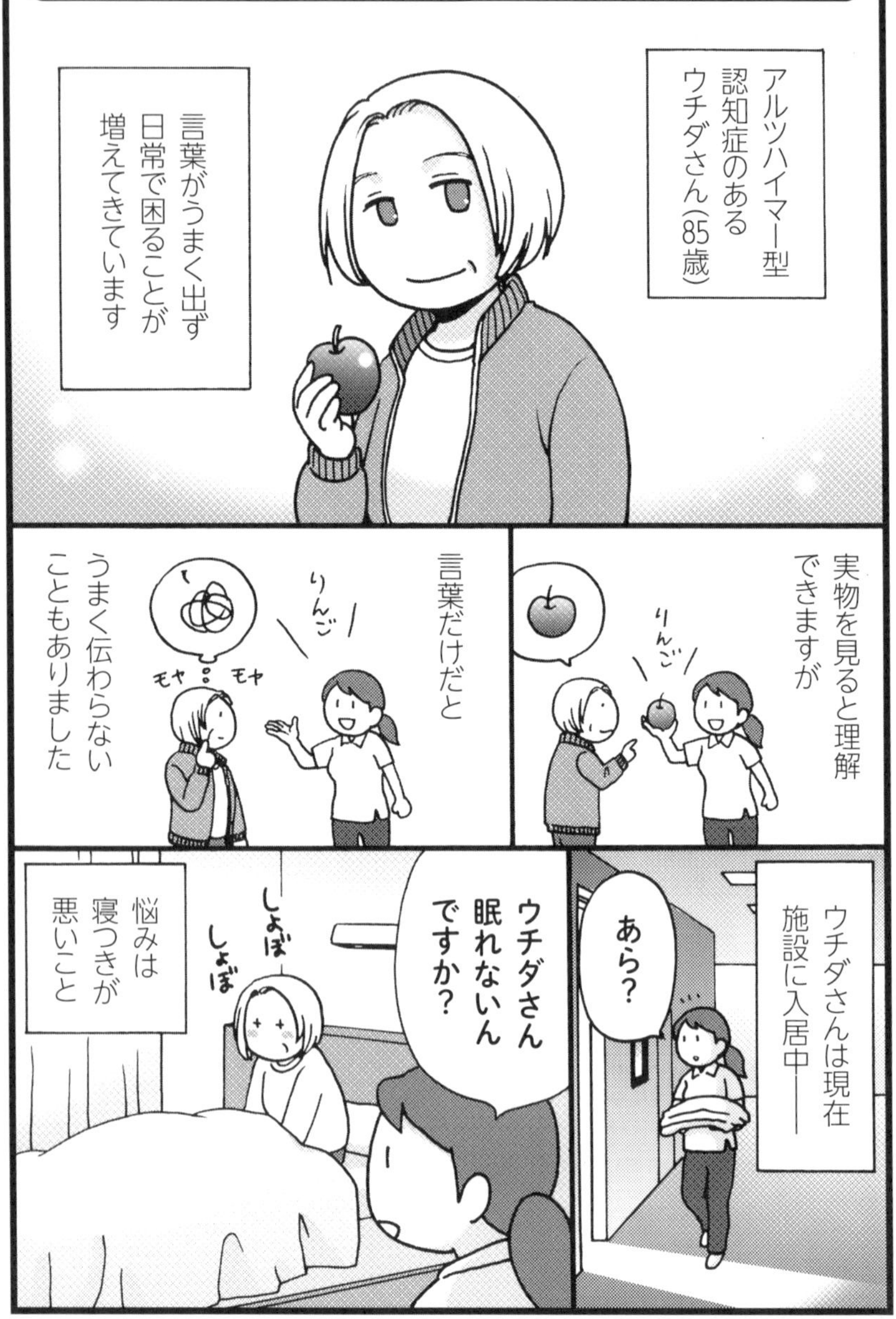
アルツハイマー型認知症のあるウチダさん(85歳)
言葉がうまく出ず日常で困ることが増えてきています
実物を見ると理解できますが
りんご
言葉だけだと
りんご
モヤ
モヤ
うまく伝わらないこともありました
ウチダさんは現在施設に入居中——
あら?
ウチダさん眠れないんですか?
しょぼ
しょぼ
悩みは寝つきが悪いこと

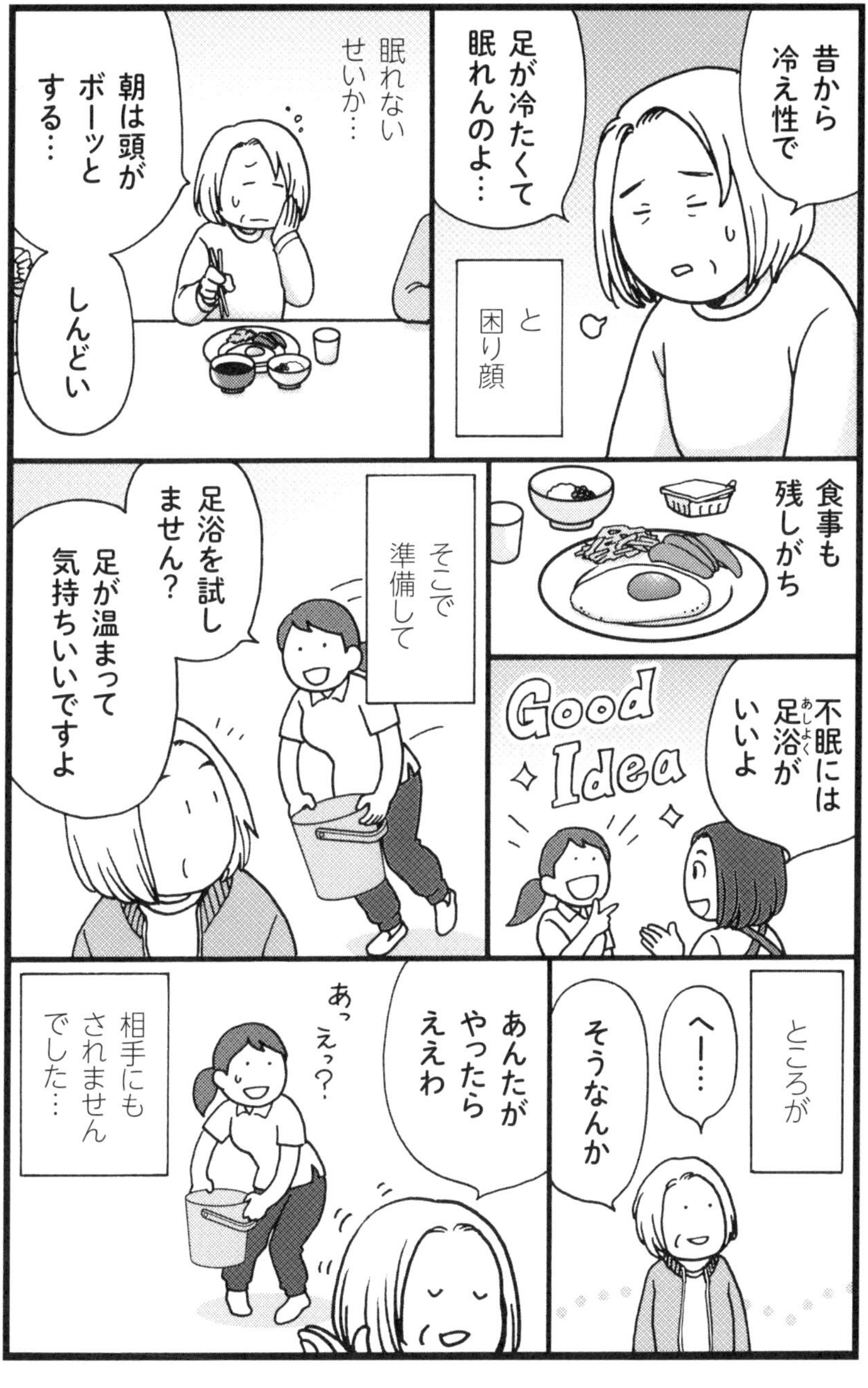
昔から冷え性で
足が冷たくて眠れんのよ…
と困り顔
眠れないせいか…
朝は頭がボーッとする…
しんどい
食事も残しがち
不眠には足浴《あしよく》がいいよ
Good Idea
そこで準備して
足浴を試しません？
足が温まって気持ちいいですよ
ところが
へー…
そうなんか
あんたがやったらええわ
あっえっ？
相手にもされませんでした…

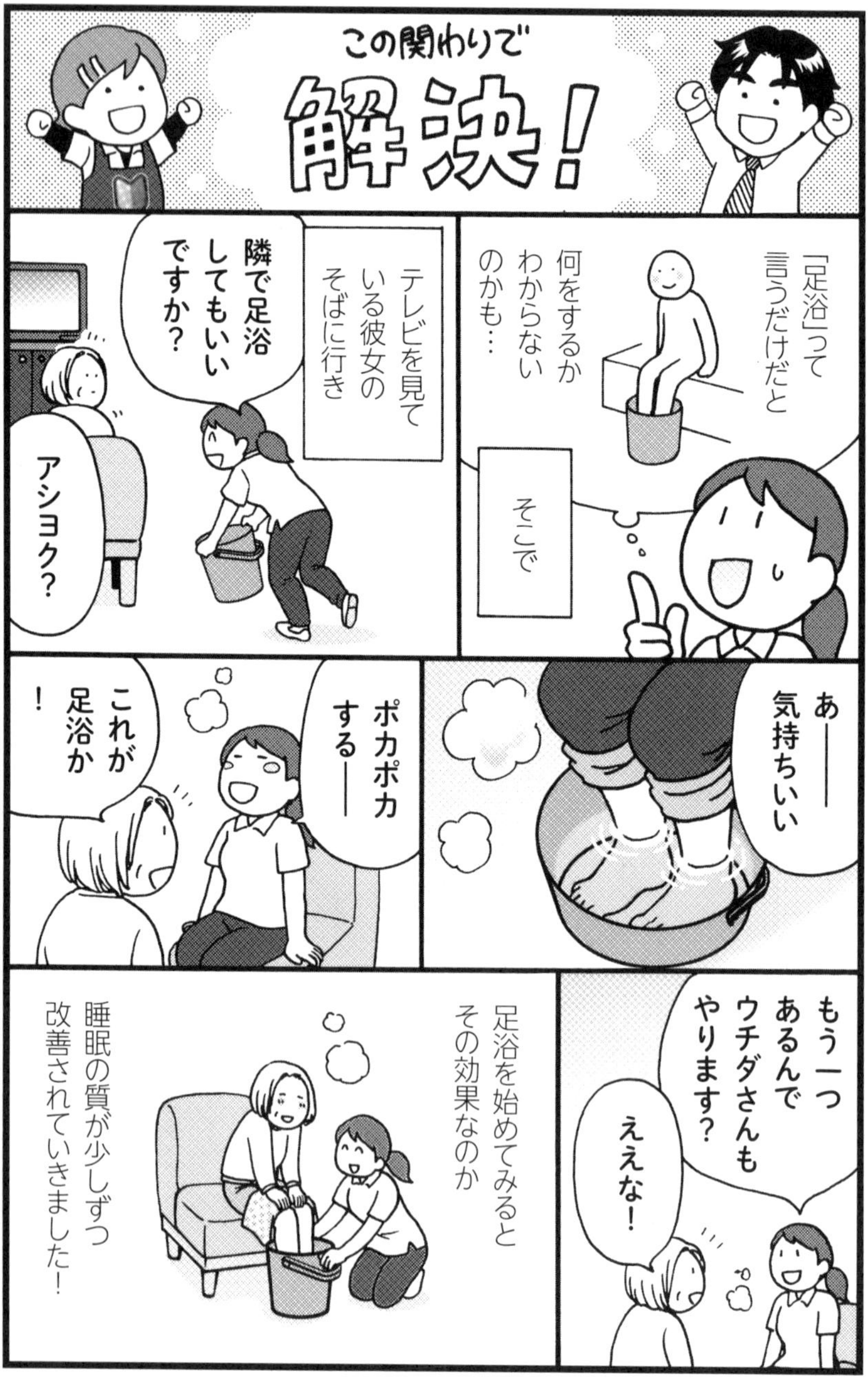
この関わりで
解決！
「足浴」って
言うだけだと
何をするか
わからない
のかも…
そこで
テレビを見て
いる彼女の
そばに行き
隣で足浴
してもいい
ですか？
アシヨク？
あ――
気持ちいい
ポカポカ
する――
これが
足浴か
！
もう一つ
あるんで
ウチダさんも
やります？
ええな！
足浴を始めてみると
その効果なのか
睡眠の質が少しずつ
改善されていきました！

なぜこうなる？

言葉ではうまく伝わらなかったから

人から何かを勧められた経験は誰にでもあると思います。しかし「○○いいですよ」「効きますよ」と口頭で説明されただけでやる気になる人は、そう多くはないでしょう。

でも、人が実際にやっているところを見て「本当によさそうだ」と感じられれば、自分もやってみたくなるものです。職員がウチダさんにしたのは、そんな「人の気持ち」に沿った対応でした。

また、認知症の人は言葉の理解力が落ち、聞いただけでは具体的なイメージを持てず不安になることがあります。ウチダさんが当初、乗り気でなかったのは、そんな「症状」の影響があった可能性も十分考えられます。

とくに失語がみられる人の場合、職員がウチダさんにした「実際にやって見せる」対応がより大切になるので、覚えておいてください。

POINT　ポイント

①言葉だけに頼らないようにしよう
②一緒にやって見せて心を動かそう

ケース❼ 妄想・誤解 「なくなった！」と騒ぐ

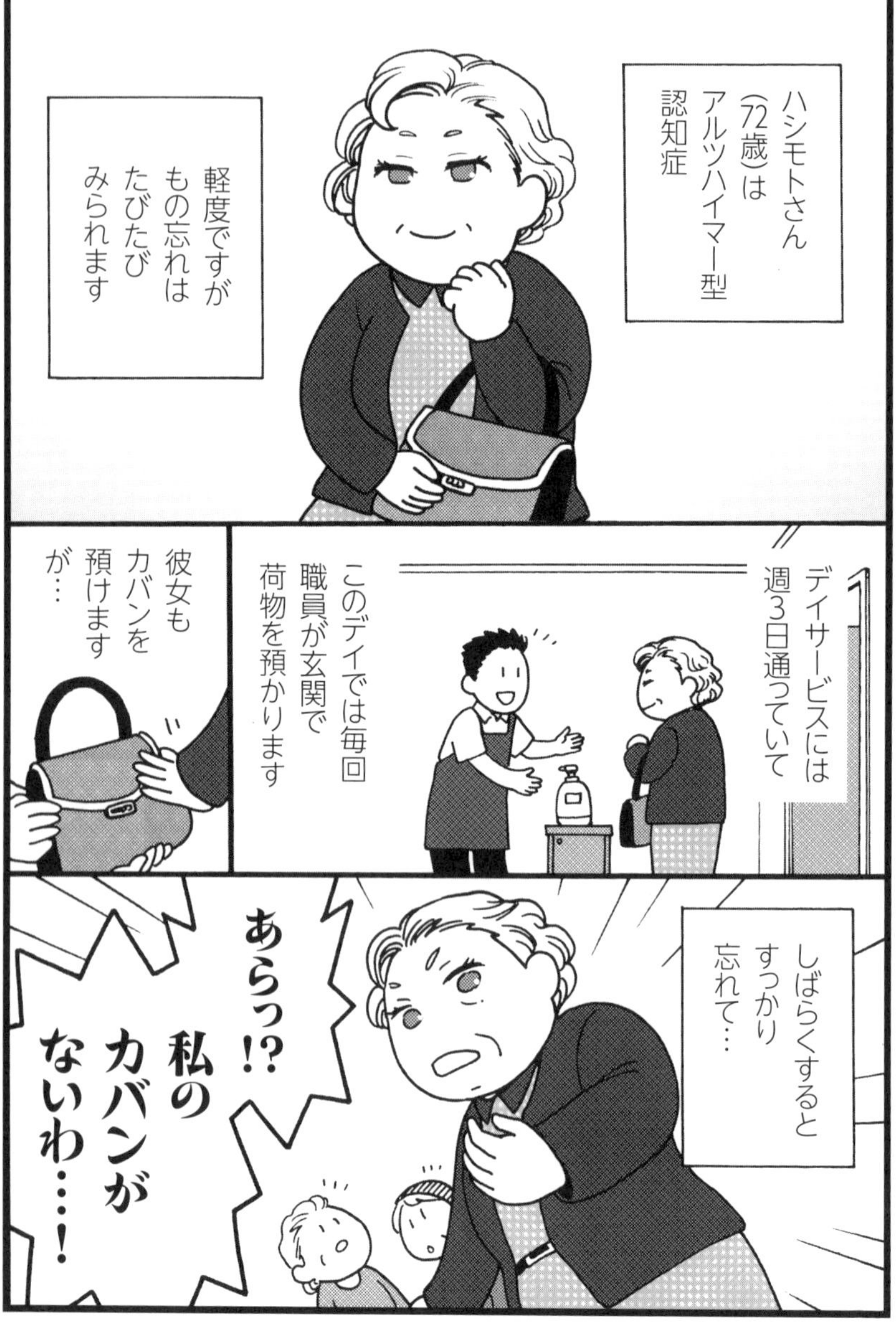
ハシモトさん(72歳)はアルツハイマー型認知症
軽度ですがもの忘れはたびたびみられます
デイサービスには週3日通っていて
このデイでは毎回職員が玄関で荷物を預かります
彼女もカバンを預けますが…
しばらくするとすっかり忘れて…
あらっ!? 私のカバンがないわ…!

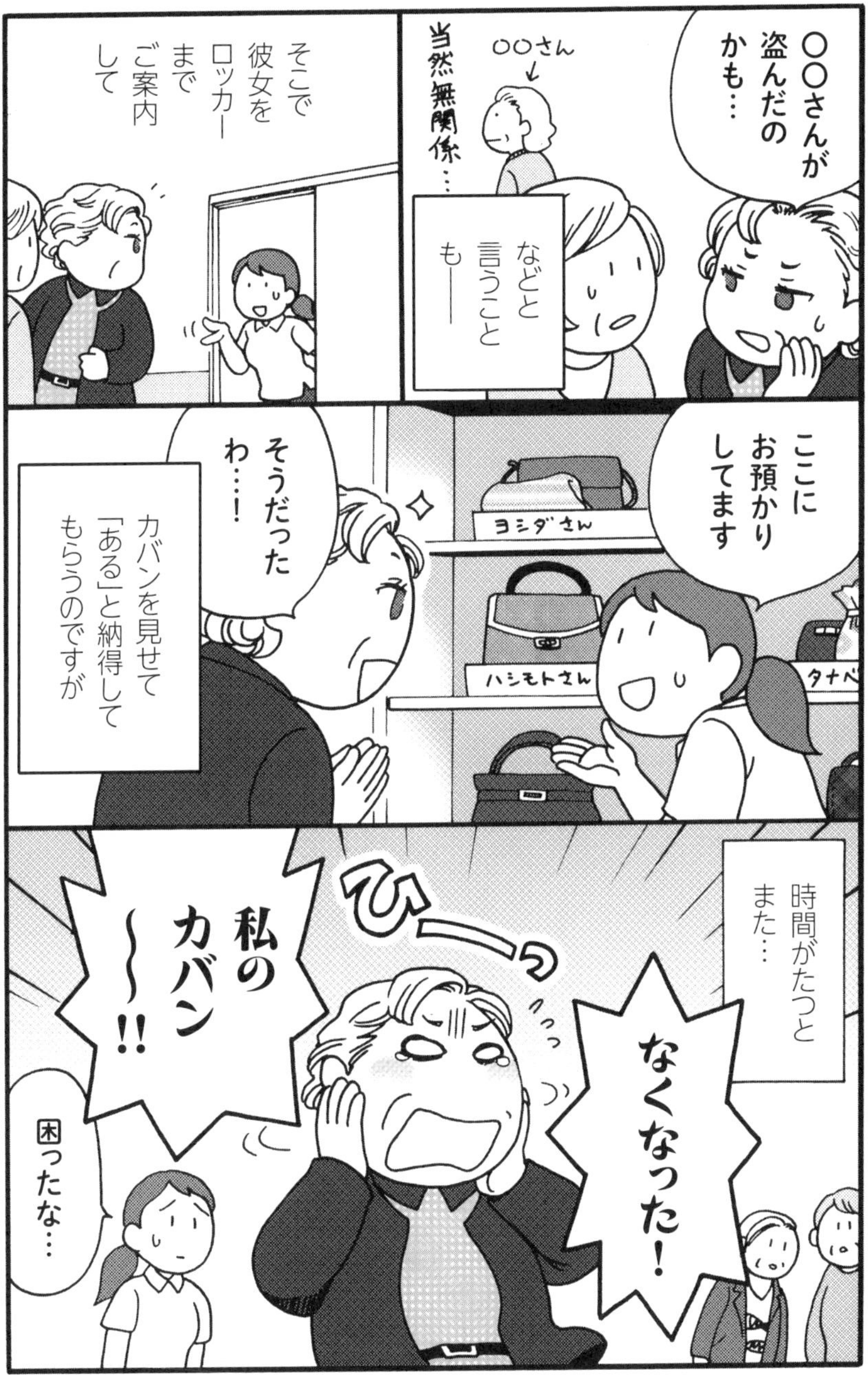
〇〇さんが盗んだのかも…
〇〇さん
当然無関係…
などと言うことも――
そこで彼女をロッカーまでご案内して
ここにお預かりしてます
ヨシダさん
ハシモトさん
タナベ
そうだったわ…!
カバンを見せて「ある」と納得してもらうのですが
時間がたつとまた…
なくなった!
ひーっ
私のカバン〜〜!!
困ったな…

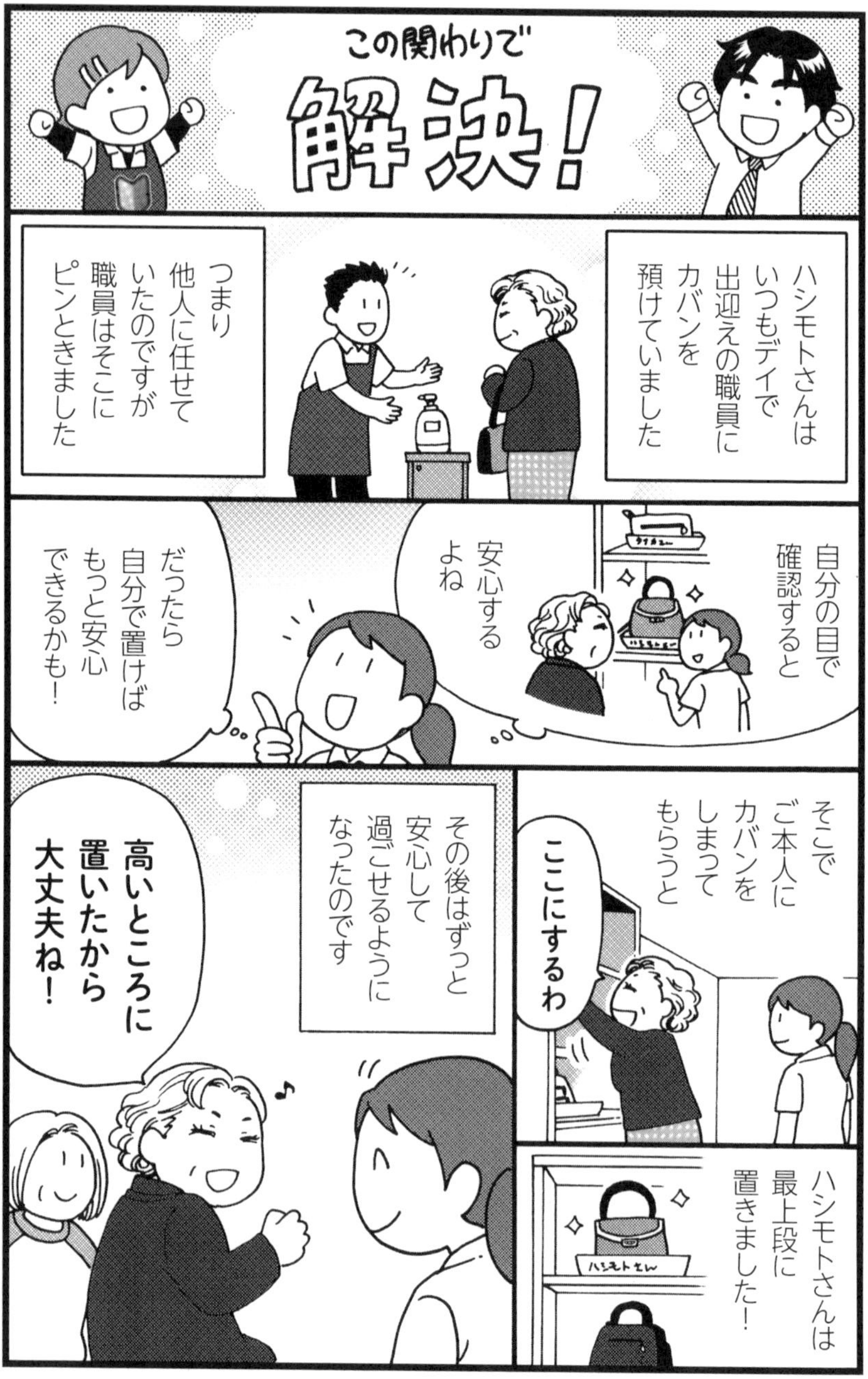
この関わりで
解決！
ハシモトさんは いつもデイで 出迎えの職員に カバンを 預けていました
つまり 他人に任せて いたのですが 職員はそこに ピンときました
自分の目で 確認すると 安心する よね
だったら 自分で置けば もっと安心 できるかも！
そこで ご本人に カバンを しまって もらうと
ここにするわ
ハシモトさんは 最上段に 置きました！
ハシモトさん
その後はずっと 安心して 過ごせるように なったのです
高いところに 置いたから 大丈夫ね！

なぜこうなる？

何事も他人《ひと》任《まか》せでは不安が残るから

大切にしているものが見当たらない――そう感じたら、誰だって「ない！」と不安になります。近くの人にそれを訴えたくもなるでしょう。

ハシモトさんの認知症は軽度ですが、記憶障害はありました。そのためカバンを預けたことを忘れてしまい、「見当たらなくて不安」という気持ちから「なくなった！」と訴えていたのです。

この問題を解決する方法はいろいろありますが、ここで紹介したように、「自分で片付けてもらう」だけで不安を解消できることがあります。ごく単純なことですが、「人の気持ち」を考えれば理由はすぐわかります。

誰でも「自分で実行したこと」は、比較的覚えていられます。逆に他人に任せると不安が残ったり、忘れてしまいがちになるのです。このマンガの職員は、その違いに気づけたからこそ、うまく対応できたのです。

POINT
ポイント

①「やってあげる」が常にいいとは限らない
②覚えやすい、印象に残る状況をつくろう

ケース⑧ 妄想・誤解 持ち物が心配で落ち着かない

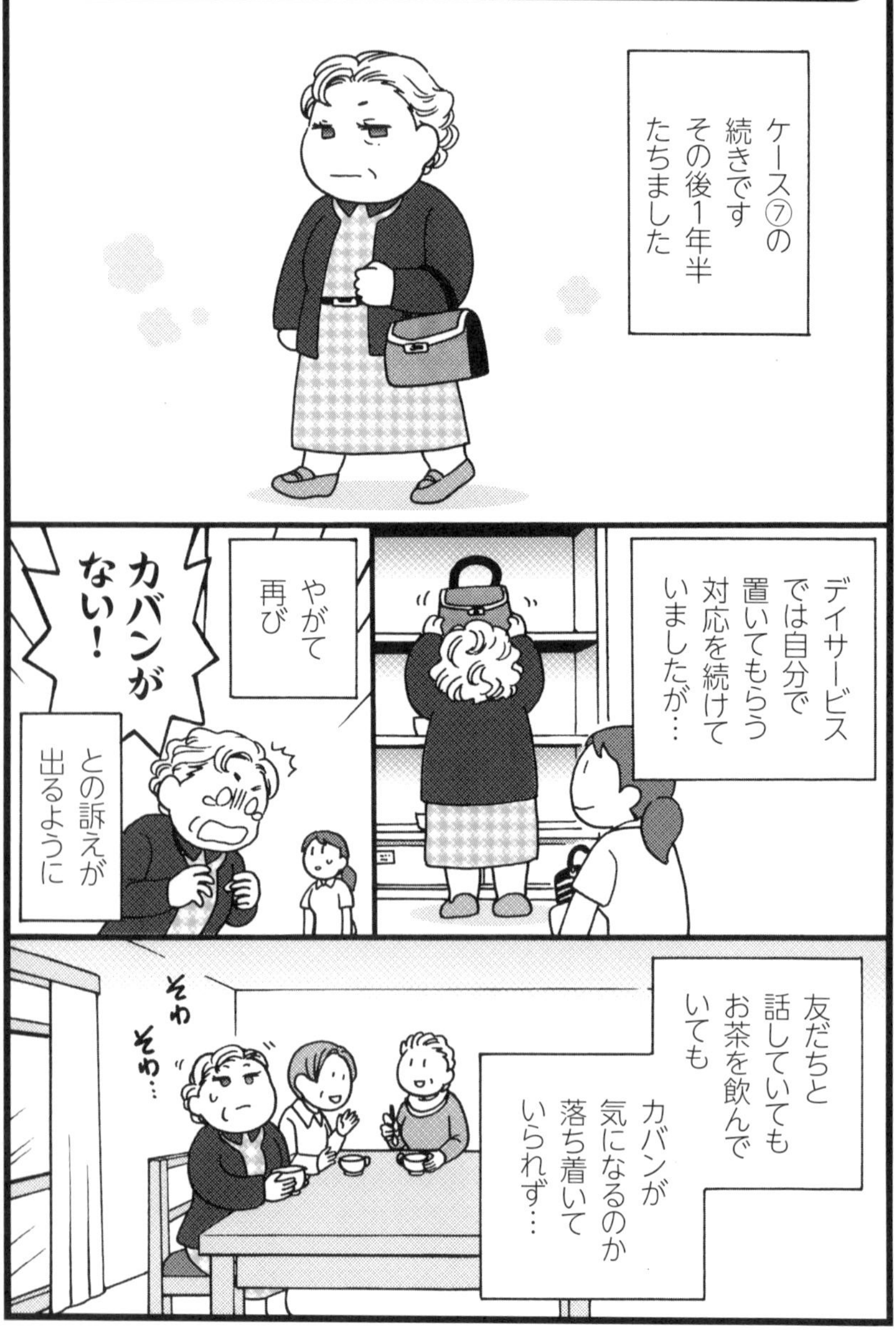
ケース⑦の続きです その後1年半たちました
デイサービスでは自分で置いてもらう対応を続けていましたが…
やがて再び
カバンがない!
との訴えが出るように
友だちと話していてもお茶を飲んでいても
カバンが気になるのか落ち着いていられず…
そわ そわ…

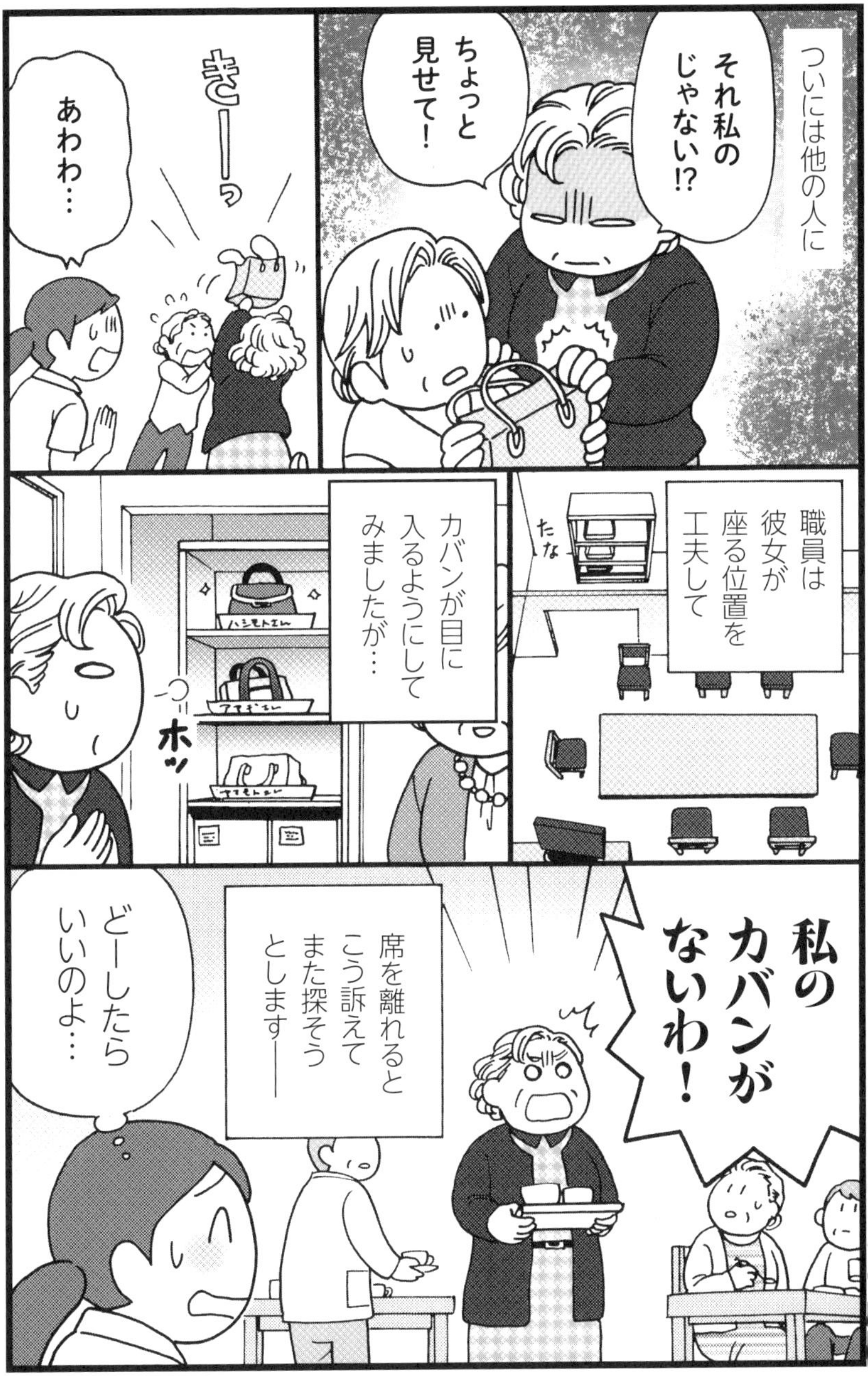
ついには他の人に
それ私のじゃない!?
ちょっと見せて!
きーーっ
あわわ…
職員は彼女が座る位置を工夫して
たな
カバンが目に入るようにしてみましたが…
ホッ
私のカバンがないわ!
席を離れるとこう訴えてまた探そうとします――
どーしたらいいのよ…

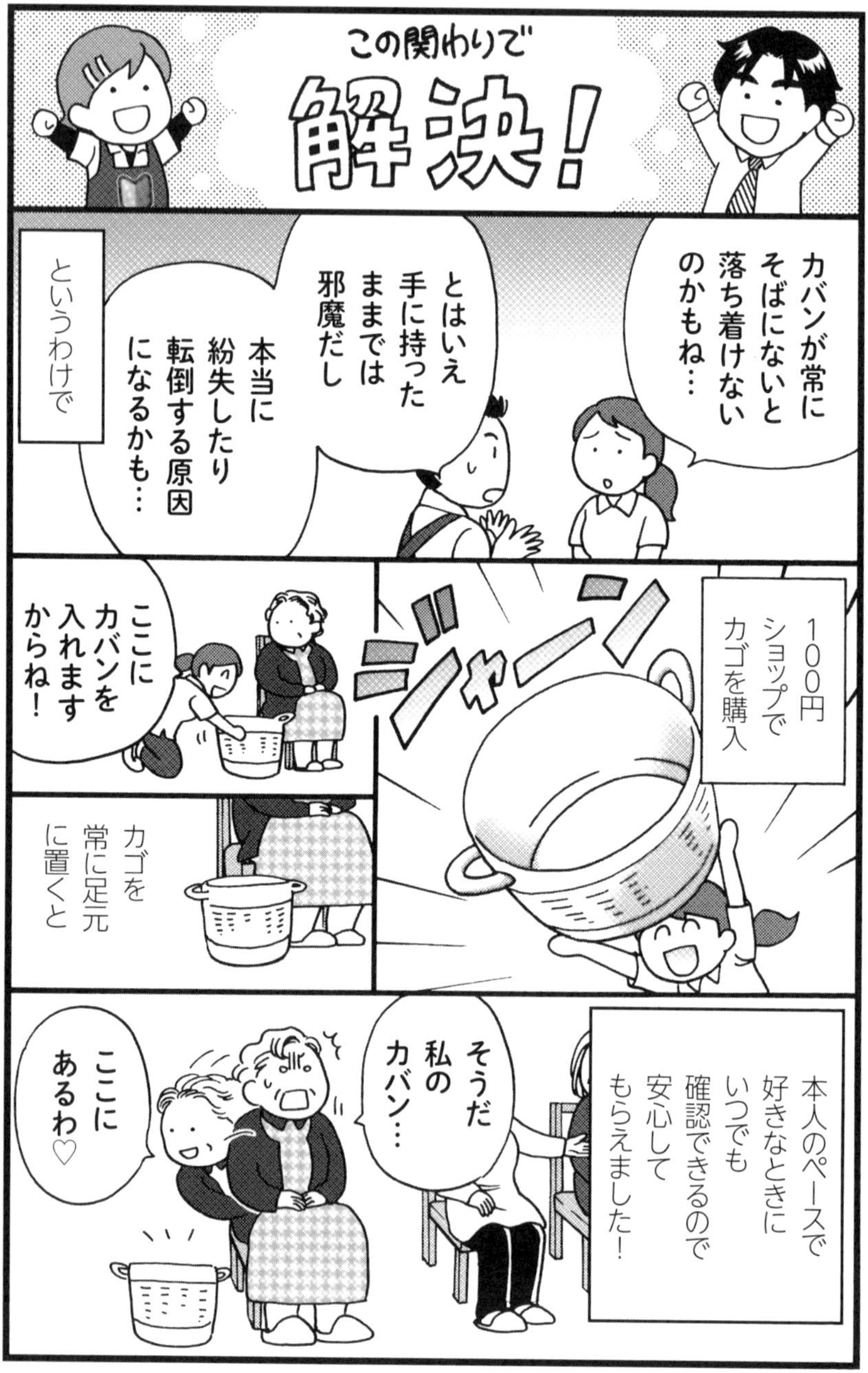
この関わりで
解決！
カバンが常にそばにないと落ち着けないのかもね…
とはいえ手に持ったままでは邪魔だし
本当に紛失したり転倒する原因になるかも…
というわけで
100円ショップでカゴを購入
ジャーン
ここにカバンを入れますからね！
カゴを常に足元に置くと
本人のペースで好きなときにいつでも確認できるので安心してもらえました！
そうだ私のカバン…
ここにあるわ♡

なぜこうなる？

記憶障害の進行で覚えていられなくなった

どんな人でも加齢とともに衰えていきますし、認知症も進行します。自分でカバンを片付けてもらっても、ハシモトさんが「ない！」と言うようになった原因は、時間の経過とともに記憶する力がさらに落ちてしまったからでしょう。

このとき、職員が最初に試した「見える位置に座ってもらう」という対応は、間違いではありません。それだけで課題が解決する場合もありますが、ハシモトさんにはもう一歩踏み込んだ「常にそばに置く」という配慮が必要でした。

ポイントは「すぐ見えるようにしておく」こと。自分で常に「ある」と確認できれば、人は誰でも安心できるはずだからです。

その人の記憶障害の程度に合わせ、きめ細かく対応することが大事です。ときにはマンガのように「専用のカゴを用意する」といったさりげない個別対応で、柔軟にサポートできるといいですね。

POINT
ポイント

①認知症の状態を見極める意識を持とう
②変化に合わせて柔軟に対応を変えよう

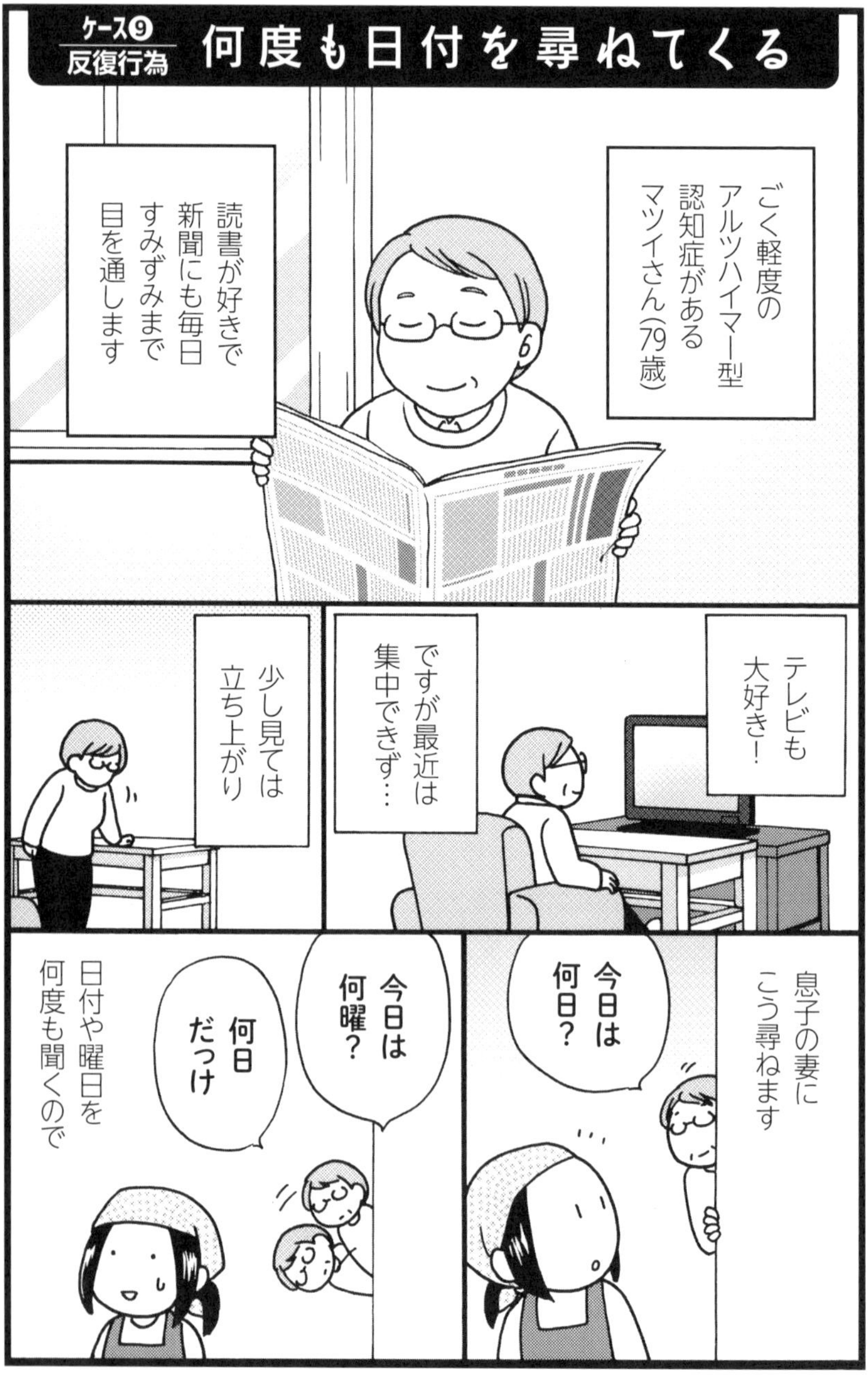
ケース⑨
反復行為
何度も日付を尋ねてくる
ごく軽度のアルツハイマー型認知症があるマツイさん(79歳)
読書が好きで新聞にも毎日すみずみまで目を通します
テレビも大好き!
ですが最近は集中できず…
少し見ては立ち上がり
息子の妻にこう尋ねます
今日は何日?
今日は何曜?
何日だっけ
日付や曜日を何度も聞くので

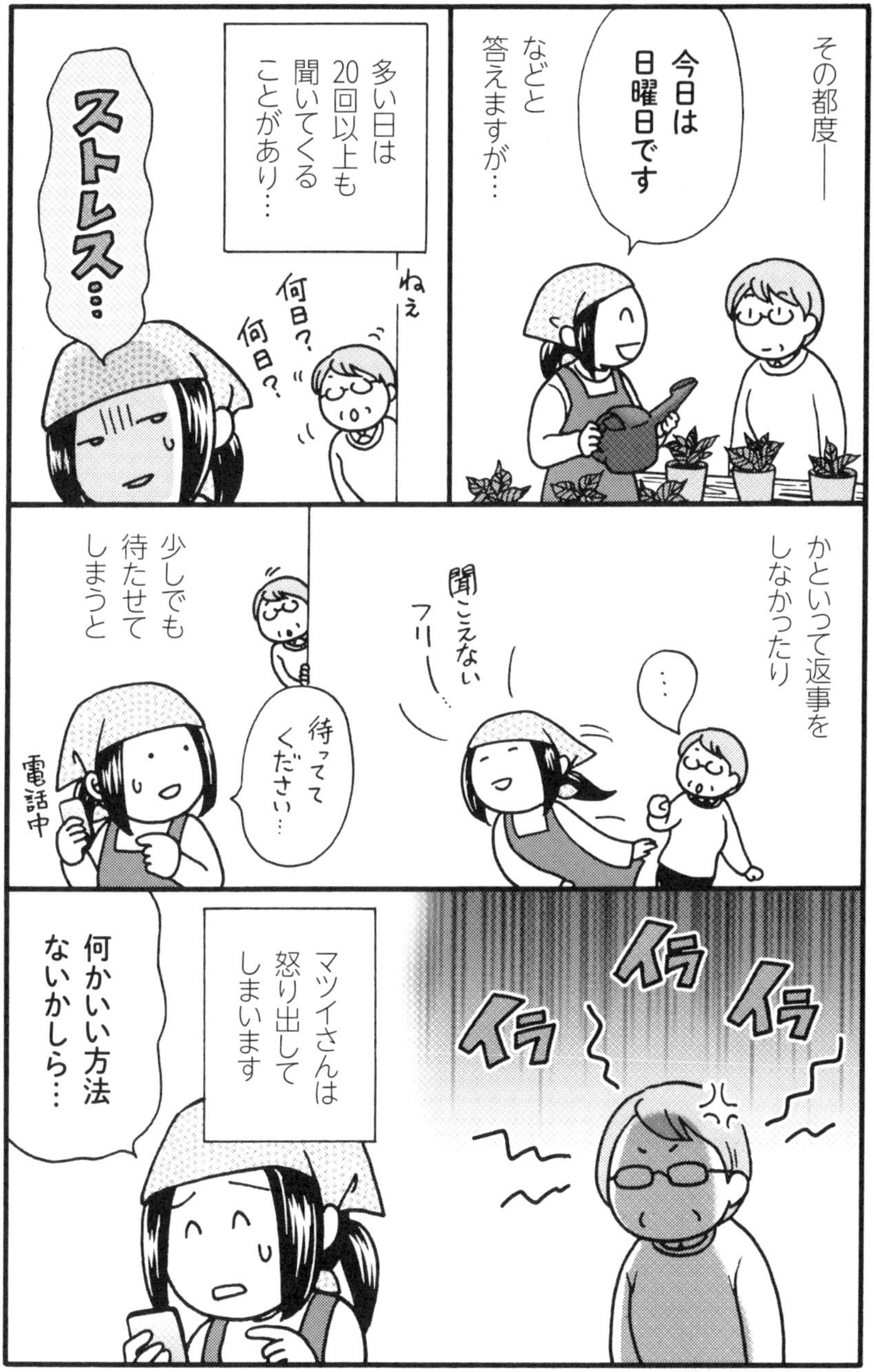
その都度――
今日は日曜日です
などと答えますが…
多い日は20回以上も聞いてくることがあり…
ねぇ
何日？
何日？
ストレス…
かといって返事をしなかったり
…
聞こえないフリ……
少しでも待たせてしまうと
待っててください…
電話中
イラ
イラ
イラ
マツイさんは怒り出してしまいます
何かいい方法ないかしら…

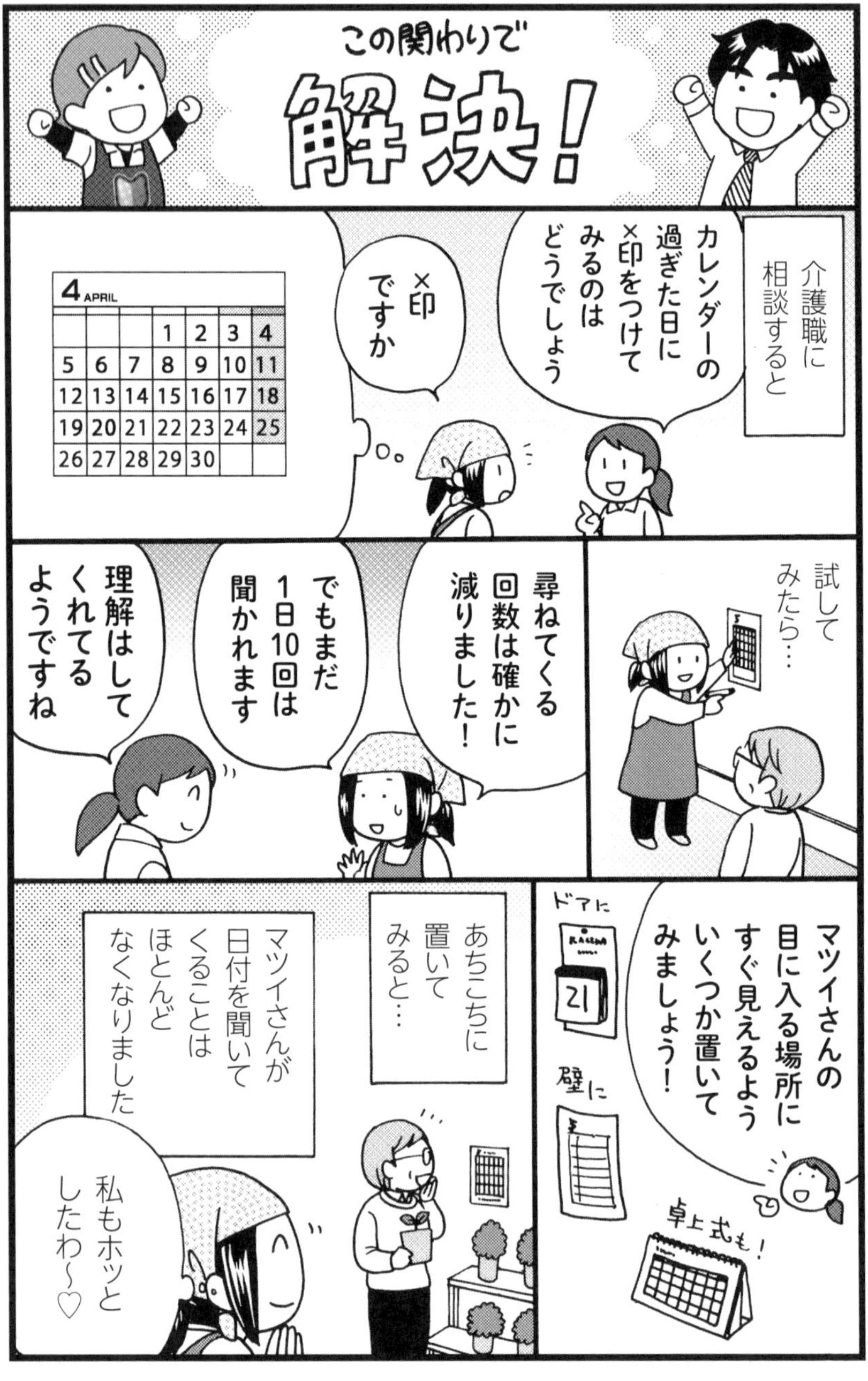
この関わりで
解決!
介護職に相談すると
カレンダーの過ぎた日に×印をつけてみるのはどうでしょう
×印ですか
4 APRIL
試してみたら…
尋ねてくる回数は確かに減りました!
でもまだ1日10回は聞かれます
理解はしてくれてるようですね
マツイさんの目に入る場所にすぐ見えるよういくつか置いてみましょう!
ドアに
21
壁に
卓上式も!
あちこちに置いてみると…
マツイさんが日付を聞いてくることはほとんどなくなりました
私もホッとしたわ〜♡

なぜこうなる？

見当識障害で落ち着かなかった

マツイさんは、見当識障害によって時間感覚が曖昧になっており、日付が気になってくり返し聞いてしまったのだと考えられます。

見当識障害には、「変化が多いもの」からわかりにくくなるという特徴があります。だからマツイさんは、自分のペースで見続けられる新聞は読めても、刻々と場面が変化するテレビは楽しめないのです。そんな些細《ささい》なことのなかにも、その人の状態を見極める手がかりが潜んでいます。

「日付くらい、何度でも教えてあげればいいのに」――そう考える人がいるかもしれません。でも、教えるだけではマツイさんが抱えている「日付がわからなくて困る」という問題を解決したことにはなりません。家族にも負担がかかります。

マツイさんが自分で確認できるようにすれば、本人は安心でき、家族の負担も減ります。そんな一石二鳥の対応を探す意識が持てるといいですね。

POINT ポイント

認知症の人が「自分で確認できる」環境を整えよう。それが介護者の負担軽減にもなる

ケース⑩ 反復行為 頻繁にトイレに行きたがる

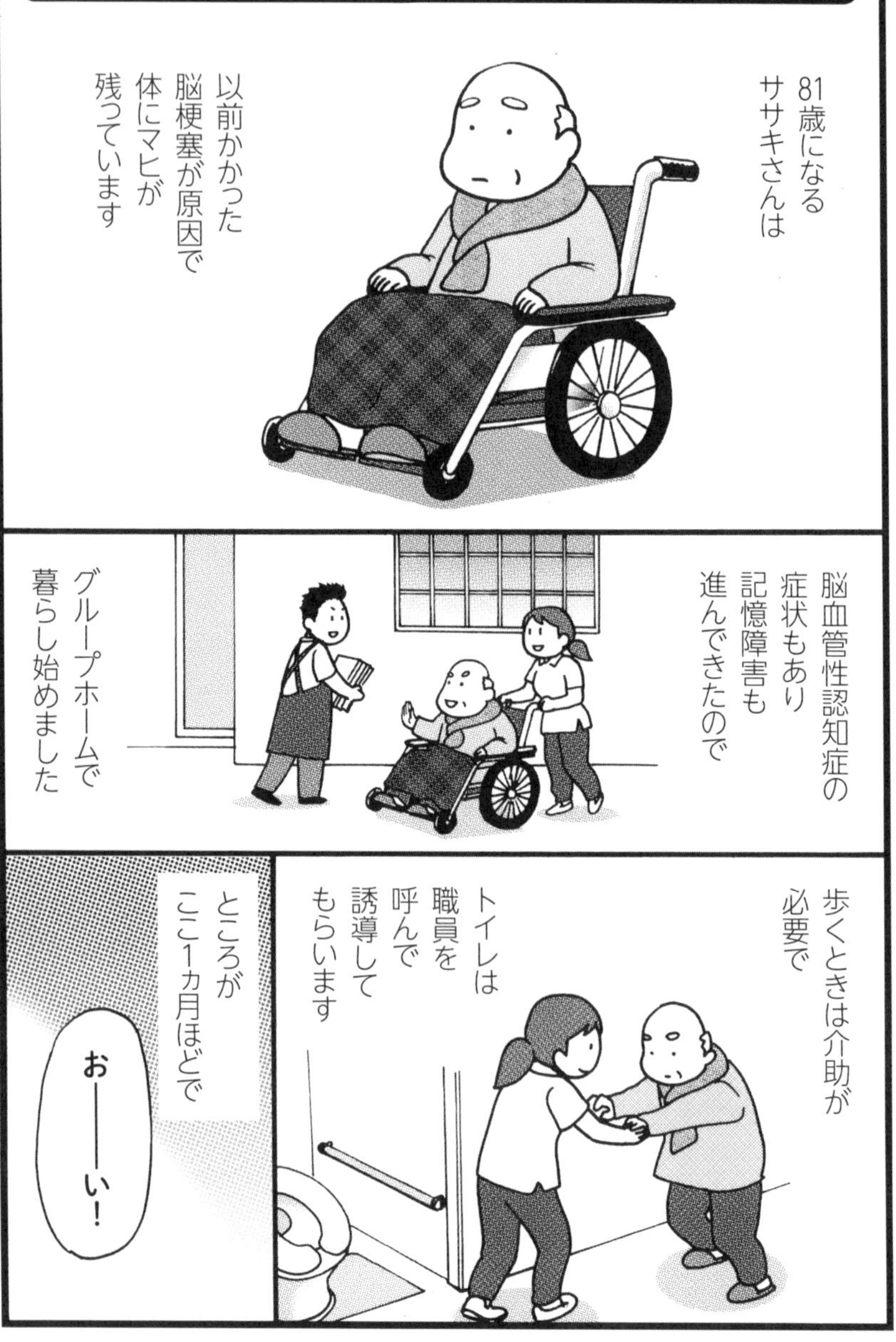
81歳になる
ササキさんは
以前かかった
脳梗塞が原因で
体にマヒが
残っています
脳血管性認知症の
症状もあり
記憶障害も
進んできたので
グループホームで
暮らし始めました
歩くときは介助が
必要で
トイレは
職員を
呼んで
誘導して
もらいます
ところが
ここ1カ月ほどで
おーーーい!

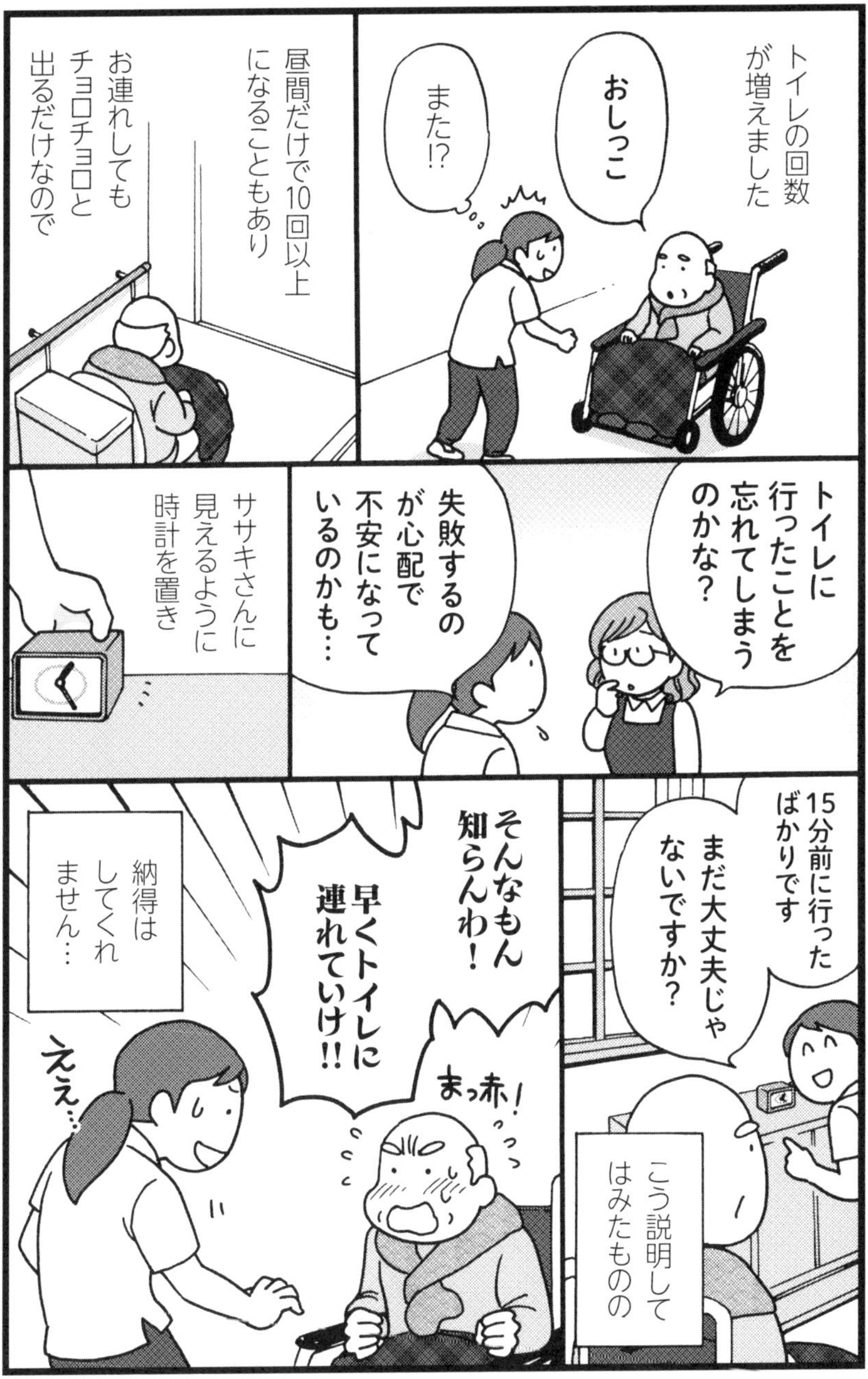
トイレの回数が増えました
おしっこ
また!?
昼間だけで10回以上になることもあり
お連れしてもチョロチョロと出るだけなので
トイレに行ったことを忘れてしまうのかな?
失敗するのが心配で不安になっているのかも…
ササキさんに見えるように時計を置き
15分前に行ったばかりです
まだ大丈夫じゃないですか?
こう説明してはみたものの
そんなもん知らんわ!
早くトイレに連れていけ!!
まっ赤!
納得はしてくれません…
ええ…

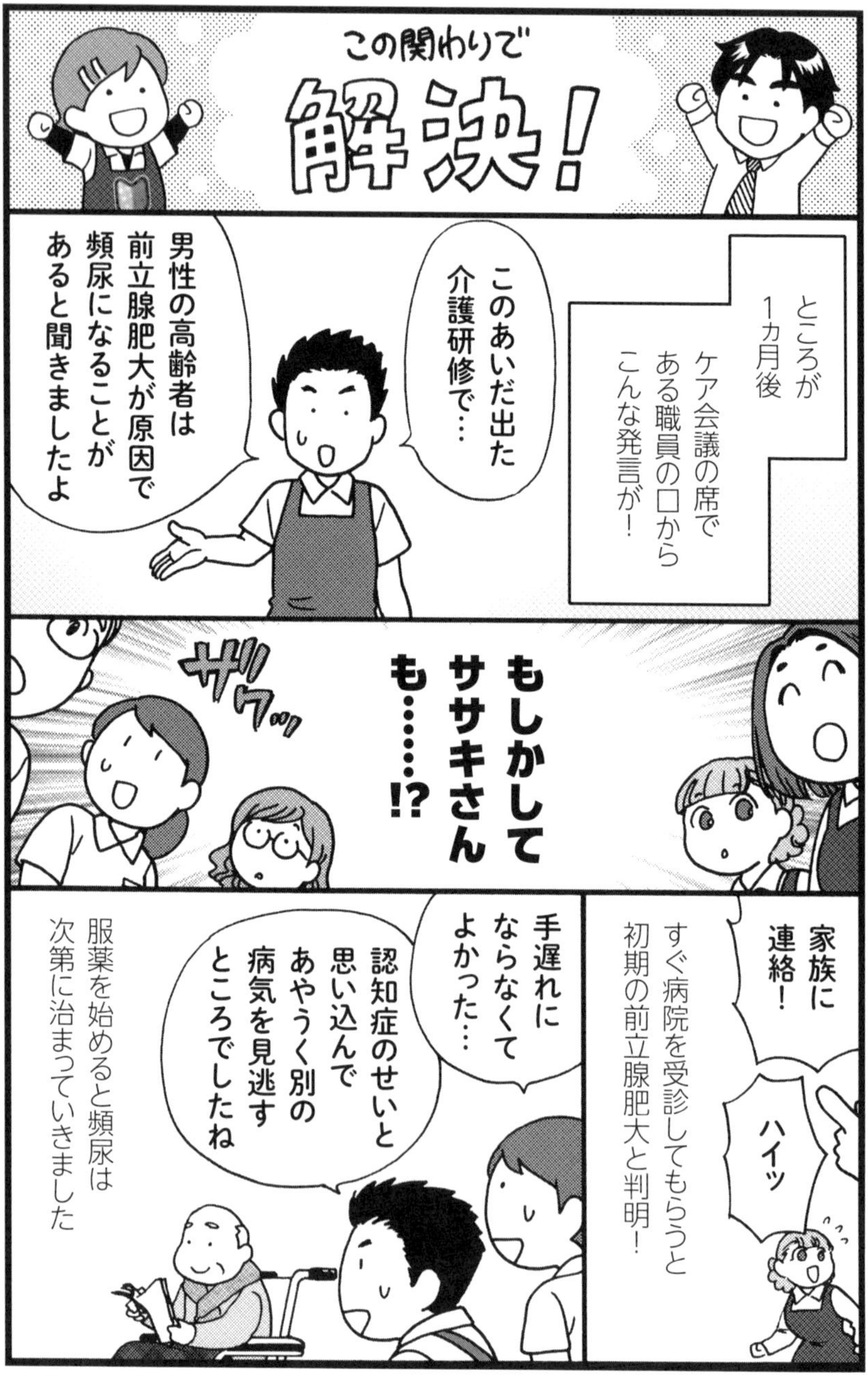
この関わりで
解決！
ところが1カ月後
ケア会議の席である職員の口からこんな発言が！
このあいだ出た介護研修で…
男性の高齢者は前立腺肥大が原因で頻尿になることがあると聞きましたよ
ザワ
ザワ
もしかしてササキさんも……!?
家族に連絡！
ハイッ
すぐ病院を受診してもらうと初期の前立腺肥大と判明！
手遅れにならなくてよかった…
認知症のせいと思い込んであやうく別の病気を見逃すところでしたね
服薬を始めると頻尿は次第に治まっていきました

なぜこうなる？

先入観で病気の可能性を見落としたから

認知症のお年寄りは、記憶障害や判断力の低下、あるいは失語などの困難を抱えているため、体調の変化を適切に訴えられるとは限りません。

ただ、体調の変化はその人の行動に出ることがあります。つまり「不可解な言動」が、実は体調不良のサインだったりすることもあるわけです。

このとき私たちに「この人は認知症だから」という思い込みがあると、怖い病気が隠れていても気づけません。ササキさんのケースのように、対応が後手にまわってしまうこともあります。

お年寄りの言動を、「認知症」だけで割り切って考えてはいけません。認知症は、あくまでもその人の一部。同時に「人」を見る姿勢がなければ、適切な対応はできないのです。お年寄りに今まで見られなかった言動が出ると、私たちはつい、「認知症が進んだ」と早合点《はやがてん》しがちなので注意してください。

POINT

ポイント

①「認知症だから」の思い込みにとらわれない
②「人」を見て、その言葉と様子に注意しよう

認知症ケアの豆知識⑤

目指すべきは「お年寄りが困らない状態」

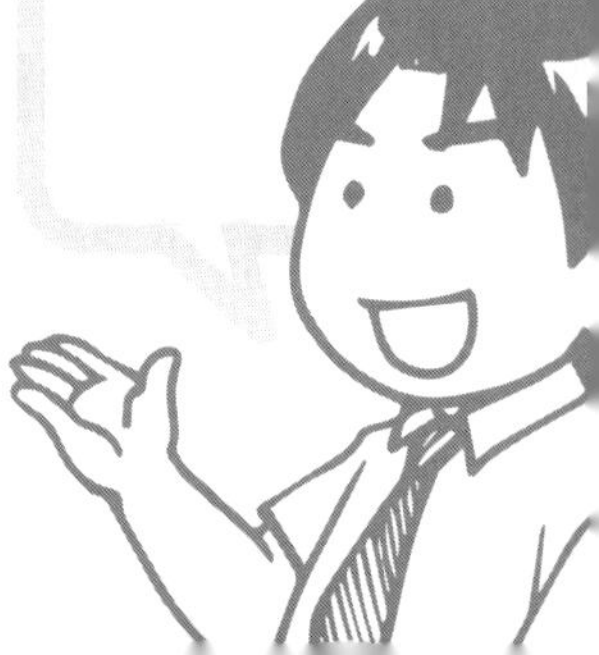

介護職の方にお尋ねします。あなたは、どんな環境が要介護のお年寄りにとって理想的だと思いますか?

私は、「介護職員がそこにいなくても、お年寄りが困らない環境」が理想だと思っています。

たとえば認知症のお年寄りが好きなことに熱中していて、不便を感じていない――そんなふうであれば、職員も家族もお年寄りに働きかける必要はありません。何も問題はないわけですから、みんながそれぞれ、自分の好きなこと・必要なことに取り組んでいいのです。

面白い話があります。

私が勤めていたある介護施設では、お昼ご飯のあと、自室で横になるお年寄りもいれば、共用の和室で横になる方もいました。

職員は、洗い物が終わるとおやつの時間まで少し手が空くので、お年寄りに「関わろう」とします。「関わる」ために共用の和室に入っていったりもするんです。すると、寝転んでテレビを見ていたお年寄りが、わざわざ起き上がろうとします。

あるいは、職員がソファで本を読んでいたお年寄りに「関わろう」と近づくと、そのお年寄りはわざわざ本を置きます。自分でお茶を淹《い》れて飲んでいた人は、わざわざ湯飲みを置くのです。みなさん、「関わろう」とする職員に気を遣って反応するわけですね。

でも、私たちがするのが、こういう「関わり」でいいんでしょうか。

ぼんやりテレビを見るのも、本を読むのも、お茶を飲むのも、「人」としてごく普通の生活です。困っている様子が見られないなら、こちらからわざわざ「関わりに行く」必要などないのでは？

私は、自分がグループホームの管理者をしていたとき、お年寄りが好きなテレビに集中している15分間を利用して、職員に「ちょっと会議をやろう」と呼びかけたことがあります。

すると「お年寄りを放っておいていいんですか?」と言った職員がいました。私はこう答えました。

「誰か困っている人はいますか?」

お年寄りは、テレビに興味を持って集中しているのであって、「認知症のせいでフリーズしている」わけではありません。日ごろの観察から、それはもうわかっていました。そんなとき、職員の「関わり」は邪魔になるだけでしょう。

適切な関わりは重要です。でも、最もいい状態がどんなものか、はっきり意識できていないと、「関わり」は「余計なお世話」になり、介護者も要介護者も疲れてしまう——そういうことになりかねません。

だからこそお年寄りをよく見て、「何ができて・何ができないか」「どんなことで困っているか」を見抜くことが大事になるのです。その「見抜くこと」を、介護の世界では「アセスメント」と呼んでいるわけですね。

おわりに

介護サービスの利用を嫌がるお年寄りや、利用をためらう家族によくお会いします。気持ちはわかるのですが、私はできるだけ認知症が軽い「初期」の段階で、介護サービスを積極的に利用したほうがいいと思っています。

初期の段階であれば、言葉も失われていないし、思い出せることもたくさんあります。少しサポートがあれば、趣味を楽しんだり旅行に出かけることだってできるでしょう。介護事業所や施設と連携すれば生活が豊かになり、それが認知症の重度化予防につながります。

現場の職員もお年寄りと「なじみの関係」をつくりやすく、普段のコミュニケーションのなかから、後のケアにつながるヒントをたくさん見つけることができるでしょう。記憶や言葉が失われてからそのようなことをするのは、かなり難しいのです。

ところが実際の現場では、「もっと早く相談すればよかった」と後悔する家族や、「もっと早く相談してくれれば、何とかできたのに」と肩を落とす職員をよく目にします。残念なことですが、ここでちょっと考えてください。なぜ家族は相談しなかったのでしょう?

そのワケは「介護のこと、認知症のことをよく知らなかったから」ではないでしょうか。

確かに、介護に関する情報は巷《ちまた》にあふれています。本やウェブサイトで「地域包括支援センターに相談を!」と書かれているのを読んだ、という人も多いはず。ですが、そもそもセンターの場所を知っている地域住民は、どれくらいいるでしょう?

しかし、センターを知らない人でも、近所でデイサービスを見かけたことは絶対にあるはずです。家から近い場所にあるから自然と目に入るのですが、そんな「近い場所」にいる人のほうが、誰だって相談しやすいと感じるものです。だから私は、近所のデイサービスの職員さんにこそ、「地域に出て広める」活動をしてほしいと思っています。

職員さんが自治会や老人会で認知症について説明したら、どうなるでしょうか。地域の人は、「ここに詳しい人がいる」と認識してくれます。認知症になっても趣味や旅行を楽しむことは可能で、それが病気の進行を緩やかにする。しかも、詳しい人が近くにいる……そんなメリットがあるとわかれば、地域の人は「相談してみるか」となるはずです。

こういった「広める」取り組みこそ、今、介護の専門職に求められている仕事であり、国も推進する「地域に出ていく」ことだと、私は思うのです。

だからこそ、介護職には地域で認知症の話ができるスキルを身につけてもらいたい――そう思って立ち上げたのが「きらめき介護塾」でした。その紹介は末尾にまわしますが、ともかく、私や、一握りの専門家だけが認知症のことを知っているだけではダメな時代が、もうとっくに始まっているのです。

「一人でも多くの人に、少しでも早く伝えたい」――それが私の願いです。認知症の研修と講師の養成が私の仕事ですが、今回、認知症の基礎知識を本のかたちで読者に伝える機会を得られたのは、何よりの幸いでした。

誰でも理解できるものに仕上がったと自負していますが、これは原稿をまとめてくださったライターの佐藤美奈子さんと、漫画家の寺島ヒロさんの力によるものです。

この「あとがき」をまとめている現在も、コロナ禍が続いています。「人との接触を減らす」「3密を避ける」が必須となり、年間300回は行っていたセミナーも、当初はほぼ全滅。もう伝える仕事に未来はないのかと、絶望的な気持ちになった日もありましたが、その後、オンラインでのセミナーが可能になり、SNSなどで「つながる」だけで精いっぱいだった方々とも（モニター越しですが）顔を合わせてお話しできるようになりました。私の講座を受け、ツールを使ってくださる介護職のなかには、Zoomで国際的な認知症セミナーを主催しようとしている人もいます。

ですが、家で介護を担っている人の大半は60代以上です。インターネットが苦手な方もいるでしょう。「巣ごもり」が当たり前になるなか、そういった方々にどのように情報を届けるかという課題が、まだ残されています。

困難の多い時代ですが、それでも、世の中が大きく動き、新しい可能性が見えてきたのは確かです。認知症のことを伝える活動、そして「伝えられる人」を育てる活動に、これまで以上に力を注いでいきたいと思います。

最後になりましたが、身近な地域に目を向け、自分の家族や友人、親戚やご近所さんなど大切な人に伝える活動を日々継続している「きらめき認知症トレーナー」「きらめき認知症シスター」のみなさまに、この場を借りて心から感謝いたします。

そして、この本を手に取ってくださった方にお願いがあります。あなただから伝えられる人がたくさんいます。基本的なことでいいので、一人ひとりが身近にいる大切な人に、この本から得たことを伝えてくだされ ばうれしいです。

家族介護者や、介護職のみなさまの前途が「きらめき」に満ちたものとなるよう、心より祈念しつつ筆を擱《お》きます。ありがとうございました。

2021年10月

渡辺哲弘

|著者|渡辺哲弘（わたなべ・てつひろ）
「株式会社きらめき介護塾」代表取締役。1971年、愛知県生まれ。大学卒業後、障害者施設・高齢者施設などの現場で約20年経験を積んだ後、2013年に「株式会社きらめき介護塾」を、2015年に「一般社団法人きらめき認知症トレーナー協会」を設立。専門職や地域に住む一般の方向けの講演を行うとともに、「職場や地域で認知症をわかりやすく伝えられる人材の育成」を目的に、独自の講師養成講座なども実施。日本国内のほか、ハワイや中国にも講演に招かれた実績がある。介護福祉士、社会福祉士、認知症介護指導者（滋賀県）などの資格を保有。著書に『はじめてでもわかる！　認知症なるほど事例集』（QOLサービス）など。

認知症《にんちしょう》の人《ひと》は何《なに》を考《かんが》えているのか？
大切《たいせつ》な人《ひと》の「ほんとうの気持《きも》ち」がわかる本《ほん》　介護ライブラリー

2021年11月10日　第1刷発行
2022年 6 月24日　第5刷発行

著　者　渡辺哲弘《わたなべてつひろ》
発行者　鈴木章一
発行所　株式会社講談社
東京都文京区音羽2丁目12－21　郵便番号112－8001
電話　編集　03-5395-3560
販売　03-5395-4415
業務　03-5395-3615

DTP　朝日メディアインターナショナル株式会社
印刷所　株式会社新藤慶昌堂
製本所　株式会社若林製本工場

KODANSHA

ISBN978-4-06-526038-8
N.D.C.369.26　222p　19cm

ご紹介

きらめき介護塾

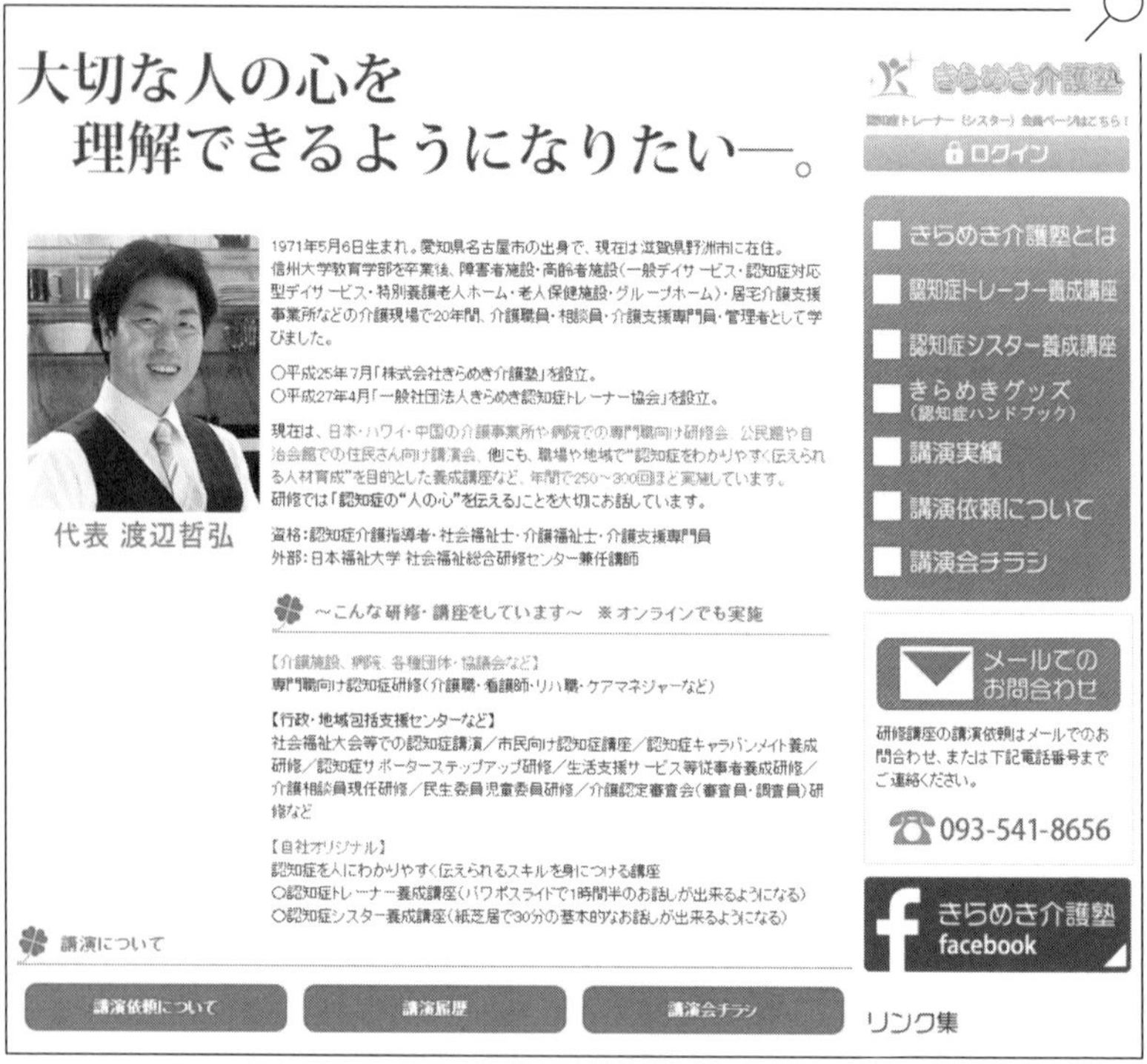

「きらめき介護塾」公式ウェブサイト（http://www.kirameki3.com/）より

認知症講座やトレーナー養成講座に関する情報は
上の公式ウェブサイトで！

こちらでも情報発信しています

✦きらめき認知症トレーナー協会
http://www.kirameki.or.jp/

✦渡辺哲弘の個人Facebook
https://www.facebook.com/tetsuhiro.watanabe.3